幸福妈妈的
怀孕、顺产枕边书

杨 静 ◎主编

黑龙江科学技术出版社
HEILONGJIANG SCIENCE AND TECHNOLOGY PRESS

图书在版编目（CIP）数据

幸福妈妈的怀孕、顺产枕边书 / 杨静主编 . -- 哈尔滨：黑龙江科学技术出版社，2018.5
（幸"孕"妈妈）
ISBN 978-7-5388-9618-3

Ⅰ . ①幸… Ⅱ . ①杨… Ⅲ . ①妊娠期 – 妇幼保健 – 基本知识②分娩 – 基本知识 Ⅳ . ① R715.3 ② R714.3

中国版本图书馆 CIP 数据核字 (2018) 第 058813 号

幸福妈妈的怀孕、顺产枕边书
XINGFU MAMA DE HUAIYUN SHUNCHAN ZHENBIANSHU

作　者	杨　静
项目总监	薛方闻
责任编辑	马远洋
策　划	深圳市金版文化发展股份有限公司
封面设计	深圳市金版文化发展股份有限公司
出　版	黑龙江科学技术出版社
	地址：哈尔滨市南岗区公安街 70-2 号　邮编：150007
	电话：（0451）53642106　传真：（0451）53642143
	网址：www.lkcbs.cn
发　行	全国新华书店
印　刷	深圳市雅佳图印刷有限公司
开　本	685 mm×920 mm　1/16
印　张	13
字　数	180 千字
版　次	2018 年 5 月第 1 版
印　次	2018 年 5 月第 1 次印刷
书　号	ISBN 978-7-5388-9618-3
定　价	39.80 元

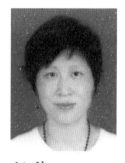

杨静

妇产科主任医师
现任长沙市第一医院妇产科副主任
中南大学长沙市一临床学院兼职教授

幸福妈妈的

怀孕、顺产枕边书

也许是一次偶然的机会，碰到了温馨的一家三口；也许是闺蜜把怀宝宝的消息告诉了自己。总之，想要孕育一个小宝宝的计划已经提上日程，自此，一段幸福却又艰辛的旅程便开始了。

幸福孕产，先从备孕开始。别以为怀孕生宝宝是妈妈一个人的事情，一个健康聪明的宝宝需要来自夫妻双方的共同努力：了解相关的孕育知识，做好夫妻双方备孕功课，直到成功孕育。在以后的日子里，孕妈妈将和腹中的小生命一起经历一段令人激动的神奇孕育旅程，这无疑是女人一生中难能可贵的幸福时光。

随着胎儿一天天地长大，幸福的分量在与日俱增，同时也出现了一些问题：漫漫孕期怎样才能顺利度过？孕妈妈与宝宝的成长变化有哪些？不同月龄的产前检查要怎么做？自身的日常饮食要注意些什么？宝宝胎教有哪些？这些担心和疑问，都不可避免地开始占据孕妈妈的心，想要好好请教医生，但却不能随时随地得到解答。

不过孕妈妈妈不用过于担心，《幸福妈妈的怀孕、顺产枕边书》以"月"为单位，完整记录了母体及胎儿的生长变化，让孕妈妈快速找到孕期所需注意事项、日常生活调理重点、产检相关事宜等内容。准爸爸也可以在书中找到相应的指导建议，做好孕妈妈和胎宝宝的营养师，顺利从模范丈夫晋升为模范爸爸。

经过孕期的辛苦孕育，宝宝终于顺利降生，但"甜蜜的负担"也随之而来。产后新妈妈既要兼顾自身体质调养，又要照顾新生宝宝。而新手爸爸没有相关经验，也是满脸的疑惑和茫然。

书中包含新妈妈产后身体变化、饮食调理、哺乳指导以及新生儿日常照护和产后检查等相关内容，可以随时解答新手爸妈的各种疑惑，让新妈妈抓住体质调养的黄金期，还可以兼顾新生儿的照护，巧妙化解"甜蜜的负担"。

本书内容全面，语言浅显易懂，结合专家意见，兼具科学细致的指导方法，实用性高。我们将努力把它打造成为新手爸妈的掌中宝，《幸福妈妈的怀孕、顺产枕边书》，将陪伴您一起走过生命中的宝贵时光，见证您孕育生产宝宝的难忘时刻。

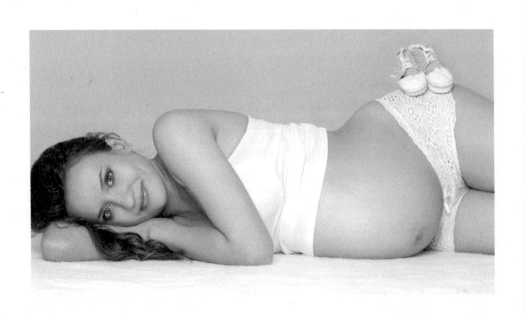

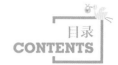

目录
CONTENTS

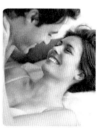

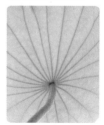

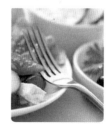

Part02　孕早期：奇妙的旅程开始了

P_{art}03 孕中期：享受与宝宝的互动

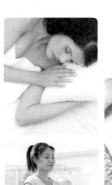
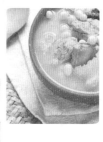

P04 art 孕晚期：迎接小天使的到来

P05 art 产褥期：悉心呵护妈咪宝贝

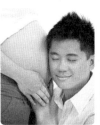
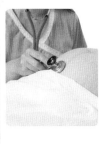
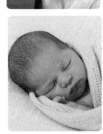

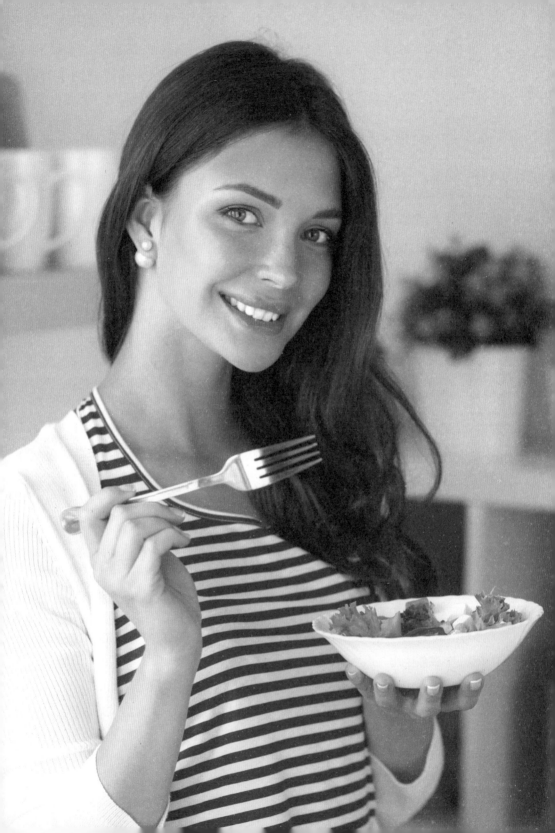

Part 01

幸福孕产，
从备孕开始

对于想要怀孕的夫妻来说，有正确的观念，才是助孕的关键所在。虽然现代女性既要面对工作的压力，还要背负生育的期待，但只要重视备孕，树立正确的孕育观念，就能把握最佳怀孕时机。同时，如果夫妻双方能掌握科学的备孕知识，重新审视生活方式，找出真正适合自己放松的方法，就能拥有"好孕气"！

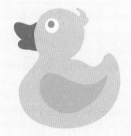

了解优生知识

　　优生，即通过采取种种措施，使人能够生育健康和优秀的后代。孕育一个健康聪明的宝宝是所有父母的心愿。为此，年轻夫妻想要孕育前，必须重视优生，且应该花点时间了解一些有关优生的知识。

影响受孕成功的因素

　　影响受孕的因素有很多，受孕环境、人的生理节律、年龄、性交体位等等因素都可能会对受孕造成影响，了解一下这些因素不仅能提高受孕的成功率，还能为优生优育做准备，孕育一个健康的宝宝。

▶▼ 受孕需要一个良好的环境

　　中国古代胎教学便非常重视受孕时外界环境因素的影响，理想的受孕环境应空气清新、温度适宜，能够让人精神振奋，同时还能保持充沛的精力。卧室应避免外界的干扰，床上用品应该是干净的，使夫妻双方以最佳的状态播下爱的种子。

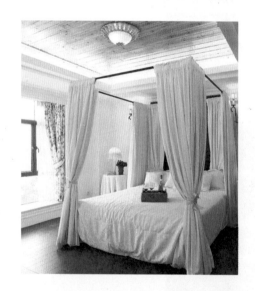

▶▼ 规律作息利于受孕

　　研究证实，夫妻双方身体舒适且心情愉快时同房，能促使内分泌系统分泌出大量有益于健康的酶、激素及乙酸胆碱等，让夫妻双方的体力、智能处于最良好状态，这时性功能最强，非常容易形成优良的受精卵，并成功受孕。

　　如果备孕夫妻作息长期不规律，极易使身体疲劳，破坏体内激素分泌的平衡，从而造成身体营养不良或免疫功能减弱的状况，降低精子和卵子的质量，影响受精卵的形成。即使受精卵成功形成，不良的身体状况还可能干扰子宫的内环境而不利于受精卵着床和生长，导致胚胎萎缩、流产，从而降低成功受孕的概率。因此，备孕夫妻在孕前就应该调整好作息，养成良好的生活习惯。

▶▼ 适宜的生育年龄

25~30岁是女性生育的黄金年龄段。这一时期女性的身体发育完全成熟，卵子质量高。此时孕育宝宝，分娩危险小，胎儿生长发育好，早产儿、畸形儿和痴呆儿的发生率最低。而男性在27~35岁期间完成生育是比较理想的。因为，男性的精子质量在30岁时达到高峰，然后能持续5年的高质量。在35岁以后，男性体内的雄激素开始衰减，平均每过一年其睾丸激素的分量就下降1%，精子的基因突变率相应增高，精子的数量和质量都得不到保证。

▶▼ 适合怀孕的季节

怀孕的最好季节是夏末秋初，这是人类生活与自然最适应的季节。此时气候温和适宜，风疹病毒感染和呼吸道传染病较少流行。孕妈妈的饮食起居易于安排，也让胎儿在最初阶段有一个安定的发育环境，对于保证优生最有利。因为怀孕早期是胎儿大脑皮质形成的阶段，不利的气候、环境，都会影响胎儿的发育和智能。不过，怀孕时间除考虑到季节因素外，还应考虑到夫妻双方的身体条件、精神状态等因素。

▶▼ 容易怀孕的时期

正常生育年龄的女性卵巢每月只排出一个卵子，卵子排出后可存活1~2天，精子在女性生殖道里可存活2~3天，受精能力大多是在排卵后的24小时之内，这样超过2~3天精子就会失去与卵子结合的能力。因此，在排卵前2~3天和排卵后1~2天性交，最容易使女性受孕，医学上称为"易孕阶段"，也叫危险期。备孕期女性可以根据自己的月经周期推测出排卵日期，然后抓住这个时机，就很容易成功受孕。

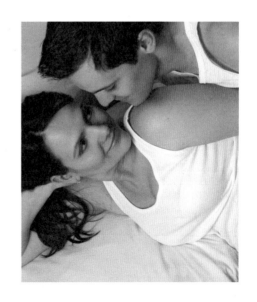

▶▼　利于怀孕的性交体位

从性交体位而言，一般采用男上女下体位容易怀孕。因为女方在下平躺仰卧，双腿分开，双膝微弯，有利于阴部松弛、阴门开放，这样有利于精液进入阴道深部即阴道穹隆部，使整个子宫颈外口都能接触精液，为精子迅速进入宫腔到达输卵管与卵子结合创造了有利条件。

有些虽然采取男上位，但女方子宫后位、阴道过短或阴道后穹隆处很浅，也会导致精液藏不住而往往自阴道口流出，这也不利于受孕。对于这种情况，可以用枕头或其他物品适当垫高臀部，形成一个"人工槽"，这样能防止精液外流，有利于精液在阴道内贮存，为精子的活动提供良好条件。

不管采用何种体位，为了避免性交后精液外溢，都应养成良好习惯，最好于性交前排尿。如果性交后立即排尿，也会使得精液溢出，降低怀孕的概率。

💗 剖宫产后不要急于怀孕

剖宫产后很快又怀第二胎，会有损孕妈妈的身体健康，也会影响胎儿的生长发育。剖宫产手术按照子宫体部位可以分为：子宫体部剖宫产和子宫下段部剖宫产。无论是哪种类型的剖宫产，产后短时间内怀孕，都可能发生子宫破裂，造成难以挽回的损失。

通常接受过剖宫产手术的女性，若想再次怀孕，至少应该等两年，这样子宫才能得到充分的愈合和恢复。

💗 摘除避孕环后不宜立即怀孕

避孕环置入阴道内，可持续释放低剂量雌激素及第三代黄体素，透过阴道黏膜吸收，达到避孕的目的，避孕效果可达到99%以上。避孕环是植入的异物，无论时间长短，必然会对子宫内膜等组织产生一定的损害，影响受精卵的着床以及胎儿的生长发育。

因此，女性在摘除避孕环后不要立即受孕，要先让子宫内膜得到恢复，这样才能优生优育。通常摘除避孕环后，要等月经恢复正常的3~6个月后再怀孕，其间应该采取其他的避孕措施。

早产、流产后如何选择再孕时间

早产或流产会导致内分泌失调，身体功能紊乱，而且子宫等生殖器官也受到了不小的伤害，需要较长的时间恢复。特别是经历了人工流产的女性受到的伤害更大。如果在短时间内再次怀孕，会因为子宫等器官的功能尚未恢复而影响受精卵着床，甚至影响胚胎及胎儿的发育。所以，出现早产或流产的意外情况时，最好过半年时间再受孕。只有让女性的身体得到充分休息，生殖器官完全恢复，才能为受孕创造良好的环境。

避孕期间不宜怀孕

女性口服避孕药避孕失败后所生的孩子，以及停药后短期内怀孕所生的孩子，出现先天性畸形的概率非常高，即使新生儿有幸没有出现畸形明显表现，但药物对其后天发育的影响也很大，其智力、体重、生长速度等方面都会受影响。所以，口服避孕药失败，或停用避孕药不足6个月就怀孕，都应该及早中止怀孕。

不可忽视遗传性疾病的影响

遗传性疾病可以分为单基因遗传性疾病和多基因遗传性疾病，具有遗传性强、发病率高、终生伴随等特点。如果夫妻双方或一方，或是家族中存在遗传病史，他们的子女罹患遗传性疾病的风险较高，并且会将疾病一代一代地传下去，这些情况都不符合优生学。

科学家曾经对近50万人跟踪调查，发现父母中如果有人患有智力低下、甲状腺功能衰退症以及精神疾病等，其子女的发病率竟高达70%。如果父母都健康，其子女患先天性疾病的概率仅为0.25%。另外，还有些人虽然身体健康，但却有可能是某种遗传性疾病致病基因的携带者。如果致病基因遗传给下一代，那么也可能导致很多疾病。

因此，夫妻在计划怀孕之前，最好了解双方的家族疾病史，并在怀孕前做好相关准备。

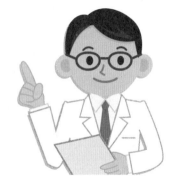

孕前做好心理准备

生育，从家庭伦理角度来看，是一种爱的传递，它是以夫妻情感的发展为基础，从期待妊娠到实现生育目的的过程，应该是发展夫妻之爱，从而进一步激发对生活热爱的过程。对于妊娠的期望，无论夫妻哪一方都应给予充分重视，但它毕竟不是爱情生活的全部目的和全部意义。

💗 妈妈心情好，自然好"孕"

情绪会影响受孕和孕育质量，这一说法已经得到了科学证明。女性排卵受到精神因素影响，一旦情绪过度紧张或焦虑，就会导致内分泌失调，阻碍排卵，从而对受孕造成极大影响。

从准备怀孕那天起就意味着责任的到来，作为一名母亲，会遇到各种问题和挑战，比如要适应来自生理和心理的多重转变，要承受孕期之苦、分娩之痛等，有疑虑、恐慌和困惑是在所难免的事。因此，在孕前做好充分的怀孕心理准备是十分必要的。

▶▼ 乐观接受改变

夫妻双方都要懂得，从计划怀孕的那刻起，责任与义务也随之而来。尤其是孕妈妈，不仅要面对身体的变化与不适，还会出现一些不可避免的心理压力。孕妈妈应尽量放松自己的心态，及时调整和转移产生的不良情绪，如经常与丈夫谈心、共同欣赏音乐，必要时还可找心理医生咨询，进行心理辅导。

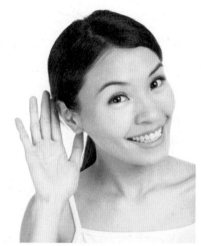

▶▼ 消除顾虑

很多女性会害怕怀孕影响体形，担心分娩的痛苦，恐惧孕产过程中的各类问题，并担心不会养育孩子。其实，这些顾虑是完全没有必要的。只要坚持在产前和产后进行锻炼，身体很快便能恢复；分娩痛楚只是暂时的，很快就过去，只要遵照医嘱，护理得当，完全可以顺利而快乐地度过。至于养育宝宝的任务，需要夫妻双方共同承担，多了解育儿知识，并向有经验的人士请教，你会发现，一切都很容易。

▶▼ 树立生男生女都一样的观念

对于宝宝的性别，不仅孕妈妈要有正确的认识，而且全体家庭成员也应形成生男生女都一样的共识，以解除孕妈妈的后顾之忧。作为备孕夫妻，应注重科学备孕，不要轻信怀孕偏方或传说，以免对备孕时期的心态造成影响。

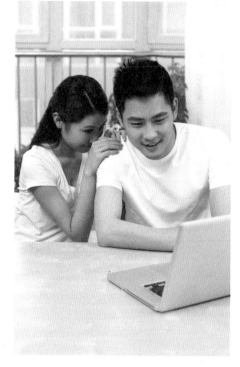

准爸爸的情绪不能忽视

情绪因素对准爸爸精子的形成、成熟和活性具有一定程度的影响。如果准爸爸因为社会压力、工作压力、家庭矛盾等因素造成心态不平和、情绪不稳定，很有可能影响到准爸爸的神经系统和内分泌功能，使睾丸生精功能发生紊乱，不利于精子存活，降低受孕概率。

夫妻备孕性生活应具备的心态

将良好的心理状态与和谐的性生活相结合，是实现健康受孕和优生的重要条件之一。因此，在备孕性生活中，夫妻双方应做好为性生活创造良好、舒适的环境，排除不良情绪的干扰，提高性生活满意度，避免心理上的性功能障碍，才能使性生活保持在良好状态，从而顺利受孕。

提前安排孕前检查

孕前体检是生个优秀健康宝宝必不可少的医学检查。建议备孕夫妻在准备怀孕前先做一个全面的检查，以确保是在双方身体健康的情形下孕育下一代，也可以事先知道是否要做特殊的产前胎儿诊断。

孕前3~6个月进行检测

孕前检查以检测生殖器官以及相关免疫系统、遗传病史等为主，最佳时间一般在孕前3~6个月。通过检查，可以帮助备孕夫妻排查不宜怀孕或需要推迟怀孕的各种不利因素，还能帮助备孕夫妻将身体调整到最佳状态下再怀孕。

通过孕前检查，许多夫妻可以找到自己难以怀孕的原因，只要根据诊疗结果，配合医疗人员的帮助，很快就会有好消息，欢天喜地迎接小生命的来临。

孕前检查的项目

健康宝宝必须是健康的精子和卵子结合的结晶，夫妻双方的健康都很重要。因此，备孕夫妻都需做孕前检查，以确保正常怀孕和生育健康宝宝。

一般而言，备孕期男性和女性都需要进行血常规、尿常规、肝肾功能、TORCH 检测、ABO 溶血检查以及染色体检查，而备孕期女性还需要进行生殖系统、口腔、白带常规、妇科内分泌检查等，以确保胎儿的健康。

孕期检查项目及目的

项目	检查内容	检查目的	检查对象
血常规	常规血液学检查	了解有无贫血及其他血液系统疾病	夫妻双方
尿常规	检查尿液颜色、透明度、酸碱度，细胞检查、管型检查、蛋白质检查、比重检查等	了解肾脏状况，确认有无泌尿系统感染、肾脏病。根据肾脏病的程度和症状的不同来判定是否可以妊娠、分娩	夫妻双方

项目	检查内容	检查目的	检查对象
肝功能	肝功能检查目前有大小功能两种，大肝功能除了乙肝全套外，还包括血糖、胆质酸等项目	了解目前的身体状况和营养状况，判断有无肝脏疾病及肝脏损伤程度	夫妻双方
生殖系统检查	子宫颈、输卵管	了解子宫卵巢的发育情况，输卵管内是否有积水、肿物，是否有子宫畸形、子宫肌瘤及子宫腺肌症，卵巢内是否有肿物等	女性
白带常规	筛查滴虫、霉菌、支原体衣原体感染、阴道炎症，以及淋病、梅毒等性传播性疾病	是否有妇科疾病，如患有性传播疾病，最好先彻底治疗，然后再怀孕，否则会引起流产、早产等危险	女性
妇科内分泌	包括卵泡促激素、黄体酮生成激素等6个项目	月经不调等卵巢疾病的诊断	女性
TORCH 检测	包括弓形虫、风疹病毒、巨细胞病毒、单纯疱疹病毒 H 型及 B_{19} 微小病毒感染的检测	这些病毒在孕期前 3 个月内胎儿感染率较高，容易引起胎儿畸形、流产；妊娠晚期则会引起胎儿器官功能的改变	夫妻双方
口腔检查	检查牙齿是否清洁，是否有牙龈病或牙周炎等	在孕前 6 个月应进行口腔检查，去除牙菌斑，消除牙龈炎症，避免孕期牙病治疗药物对胎儿的影响	女性
ABO 溶血	包括血型和 ABO 溶血滴度	胎儿与母体的血型不合容易引起新生儿黄疸、贫血和肝脾肿大	女性血型为 O 型，丈夫为 A 型、B 型，或者有不明原因的流产史
染色体检查	检查遗传性疾病	检查遗传性疾病，避免传给下一代	夫妻双方

遗传优生咨询很重要

遗传优生咨询是针对有关遗传病的病因、遗传方式、诊断、治疗及预防等问题，由临床医生和遗传学者收集夫妻双方的病史资料，结合体检结果，做出全面的分析判断，进行预测和诊断。通过遗传优生咨询，可帮助患者及其家属正确对待遗传病、了解发病概率，采取正确的预防和治疗措施，降低遗传疾病的发病率，降低有害基因向子女传递的概率。遗传咨询可在婚前、孕前及孕早期进行，有时需要综合进行。具有下列情况之一的备孕夫妻（一方或双方）一定要进行遗传咨询。

→ 曾生育过先天畸形、无脑儿、先天愚型以及其他染色体异常患儿等。

→ 夫妻或是家族中曾有不明原因的不孕不育、习惯性流产、原发性闭经、早产、死胎等情形。

→ 夫妻双方或一方有致畸因素接触史（药物、病毒、射线、烟、酒等）。

→ 夫妻年龄超过35岁。

→ 夫妻双方是非三代以上的血缘关系。

→ 夫妻一方或双方，或是亲属患有遗传病，或者有家族遗传病史者。

→ 夫妻或家族中存在性腺或性器官发育异常，不明原因的智力低下者、行为发育异常者。

→ 夫妻双方或一方可能是遗传病基因携带者，染色体结构或功能异常者，平衡易位携带者。

及时治疗会影响怀孕的疾病

女性孕前的身体状态是宝宝身体健康的基础。如果孕妈妈身患疾病未治愈，那么这些不适不但会直接影响孕后母体健康，甚至会危及胎儿。因此，女性在孕前就应积极治疗可能会影响孕育质量的疾病。

▶▼ 贫血

严重贫血，不仅影响胎儿的发育，使孕妈妈痛苦，还不利于产后恢复。如果怀孕前发现患有贫血，应先确认是何种原因导致的贫血，并积极调理。饮食中充分摄取铁和蛋白质，并适当补充铁剂，贫血治愈后，可以妊娠。

▶▼ 牙周炎或龋齿

女性怀孕后，孕激素水平升高会导致牙龈充血，易出现牙周发炎。此外，众多的牙周致病菌可进入血液循环，播散全身，并有可能通过血液进入胎盘，影响胎儿的生长发育，甚至发生早产。因此，女性怀孕前应进行口腔检查，及早治疗，并注意口腔卫生。

▶▼ 心脏病

心脏功能不正常会造成血运障碍，引起胎盘血管异常，导致流产、早产，孕妈妈的身体和生命都会受到威胁，所以怀孕前一定要医治并听取医生的建议。

▶▼ 肾脏疾病

肾脏疾病患者一旦妊娠，随着妊娠的继续，病情会逐步加重，引起流产、早产，有的必须终止妊娠。备孕期女性需根据肾病的程度和症状，请教医生是否可以妊娠。

▶▼ 高血压

高血压患者易患妊娠高血压综合征，而且会成为重症。如果体检发现有高血压的女性，需进行全面检查并给予适当治疗，以决定是否可以妊娠。

▶▼ 肝脏疾病

妊娠后，肝脏负担增加，如果患有肝脏疾病，会使肝病恶化。有些类型的肝炎可通过胎盘、产道或哺乳等途径垂直传播给胎儿，如乙型肝炎。若是胎儿感染肝炎病毒，极易出现流产、早产、致畸，并有死胎的可能。倘若病情严重就要终止妊娠，如病情不严重，在医生的指导下，可以继续妊娠。

▶▼ 糖尿病

孕妈妈患有糖尿病，容易导致流产、早产，有时会胎死宫内。此外，生巨大儿、畸形儿的概率也会增加。患有糖尿病的女性在孕前需要接受各种检查，以确定是否可以计划受孕。

▶▼ 妇科疾病

与妊娠相关的妇科疾病主要是阴道炎和子宫肌瘤。阴道炎较多是由念珠菌感染引起的，如果带病分娩，会感染胎儿，使新生儿患鹅口疮；患有子宫肌瘤的女性，不容易受孕，并且有的肌瘤有可能因妊娠而迅速增大，导致肌瘤变性、坏死，所以最好及时治疗。

调整生活与身体

　　健康的身体是孕育优质宝宝的基础，备孕夫妻在孕前6个月开始积极调节体重、制订锻炼计划，努力将身体调养到最佳状态。同时，生活习惯对人体健康的影响也不可小视，备孕夫妻应规律作息，以改变不良生活习惯。

合理调节体重

　　太胖或过瘦都会对女性的生育能力和怀孕的结果产生影响。不论是备孕期女性，还是备孕期男性，孕前太胖或太瘦都不利于怀孕。因此，在备孕期通过科学合理的方式将自己的体重调整到正常范围也是备孕的重要方面之一。

　　备孕夫妻可以利用标准体重及体重指数的计算公式来衡量自己的体重是否超标。目前国际上常用的衡量人体胖瘦程度以及是否健康的一个标准为BMI指数，计算公式为：

$$BMI = 体重（千克）\div 身高（米）^2$$

　　例如，身高为1.65米，体重为66千克的女性，BMI指数 $= 66 \div 1.65^2 = 24$。

　　一般认为，女性适中的BMI指数为19~24，理想指数为22，而高于29即可称为肥胖。

▶▼ 备孕期间如何减重

　　在孕前准备阶段，过胖的孕妈妈应咨询医生，坚持正常、营养均衡的饮食，控制热量摄入。早餐吃饱，不要吃油炸、高热量的食物；中餐吃七分饱；晚餐尽量少吃，也可少食多餐。吃饭时要细嚼慢咽，延长进食时间，以增加饱腹感。平时吃惯零食的女性，要尽量选择在两餐中间食用，以选择新鲜的水果或蔬菜为宜，尽量不要吃不吃高脂肪甜点、碳酸饮料等。

　　加强锻炼，以中等或低等强度运动为宜，如每天爬楼梯20层，晚上原地跑步半个小时或外出散散步。利用周末进行户外活动，如爬山、游泳、打球等，但不要过于疲劳。

▶▼ 备孕期间如何增重

体质指数偏低的女性则要注意营养补充，一日三餐不可少，且要营养均衡，食材品种及颜色越多样越好。三餐间要加2~3次点心，选择高蛋白及高营养素的食物，如酸奶、鸡蛋、豆浆、馄饨、水果等。多喝排骨汤、鱼骨汤和鸡汤，以增加热量及营养素的摄取。

多选择慢跑、打乒乓球、游泳、俯卧撑等运动项目，使体重稳步增长。

保证充足的睡眠，晚上最好在10点30分左右睡觉，早上7点半左右起床，不要熬夜或加班。

💬 制订锻炼计划

锻炼身体应该贯穿于人的一生，在备孕期显得更为重要。随着科学与医学的进步，越来越多的证据表明，备孕夫妻双方在计划怀孕前的一段时间内，若能进行适宜而有规律的体育锻炼与运动，不仅可以促进女性体内激素的合理调配，确保受孕时女性体内激素的平衡与精子的顺利着床，避免怀孕早期发生流产，而且可以促进孕妈妈体内胎儿的发育和日后宝宝身体的灵活程度，更可以减轻孕妈妈分娩时的难度和痛苦。同时，适当的体育锻炼还可以帮助准爸爸提高身体素质，确保精子的质量。

▶▼ 宜选择全身性运动

女性在怀孕前制订一套适合自己的运动方法是非常有益处的。相较于男性来说，女性的力量较小，耐力较差，但柔韧性和灵活性都较好，因此，可以选择健美操、游泳、瑜伽、慢跑等运动。户外运动，如散步、慢跑、爬山等也比较合适。这些都属于全身性运动，有助于消耗体内多余的脂肪，对塑造女性形体很有效。

因为人体的变化是缓慢的，所以，无论选择哪种运动方式，一定要做到长期坚持，才能达到目的。平时没有运动习惯的女性一旦有了怀孕计划，最好能立即行动，在怀孕前花较长的时间运动，将身体调节到最佳状态，有利于怀孕和生产。

▶▼ 孕前宜散步

散步是众多健身方法中较为简单，而且效果不错的一种有氧运动。散步可以使人的气血流畅，经络畅通，关节灵活，能防治神经衰弱、糖尿病、肥胖、消化不良症等疾病。另外，散步不会受年龄、性别、体质的影响，更不需要特别的场地。散步是不拘形式的从容踱步，宜闲散、缓慢地行走，只要四肢自然、协调地运动，就能使全身的肌肉、关节得到适度的锻炼，使人的情绪保持放松状态。

提高睡眠质量

如果作息时间不规律，打破了睡眠的节奏，不仅无法保证良好的睡眠，甚至还会影响身体健康。有怀孕计划的夫妻更应该重视睡眠问题，调整好睡眠时间，有利于健康怀孕。

科学家们透过大量的实验发现，睡眠品质的好坏不仅取决于睡眠时间的长短，还和入睡的时间有密切关系。高质量的睡眠需要备孕夫妻在每晚10~11时入睡，早上6~8时起床。为了增强睡眠质量，备孕夫妻可以注意以下几点。

▶▼ 睡前适量运动

运动是改善睡眠质量的办法之一。这是因为，适量的运动可以使大脑皮质神经细胞的兴奋和抑制状态得到调整，避免大脑神经的能量消耗过度。锻炼的方式有很多，比如慢跑、散步，但要以不感到疲劳为宜。

▶▼ 大脑放松

如果大脑处于兴奋状态，是很难进入梦乡的。特别是在临睡前说笑过度，大脑皮质就会长时间处于高度紧张、兴奋的状态，在这样的情况下想入睡是很困难的。即使入睡，大脑皮质的某些兴奋点还处于活跃状态，人就很容易做梦过多，影响休息。因此，在睡觉前一定要使大脑皮质由紧张、兴奋状态逐步进入放松、松弛的境界，这样既能很快进入睡眠状态，也能使大脑完全放松，得到很好的休息。

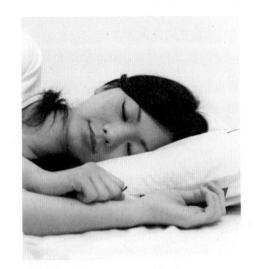

▶▼ 营造舒适的睡眠环境

环境嘈杂、光线过强，或者外界振动明显等环境因素的刺激，都会干扰睡眠。想要保证良好的睡眠品质，最好在幽静、整洁、舒适的环境中睡觉。如果居住环境不是很安静，那么可以试着保持内心的平静，透过心理调节来消除外界环境的干扰。

另外，室内温度过高或过低，空气不流通等环境因素也会影响睡眠。因此为了保证睡眠品质，一定要保持房间整洁，卧室温度在26℃左右为佳。即使是冬天，睡觉前一段时间就把窗户打开换气，也有助于促进睡眠。

💬 改变不良生活习惯

很多夫妻在计划要孩子之前都会有意识地开始改变一些不好的生活习惯，积极调理好自己的身体，以最好的状态孕育一个健康的宝宝。具体而言，备孕期夫妻应改变哪些不良生活习惯呢？

▶▼ 备孕夫妻戒烟、酒

香烟中有20多种可导致染色体和基因发生变化的有害成分，主要成分尼古丁会使女性的子宫血管收缩，影响受精卵着床。男性吸烟会影响精子的发育，减少精子数量，导致精子变异或活动能力降低，这些因素都会降低受孕的概率。另外，香烟还会造成精子或卵子中遗传基因突变，导致胎死腹中或胎儿出现畸形的概率相当大。

饮酒会影响人体各个器官的功能，对人的大脑、神经细胞、生殖系统都有很大的损害，甚至还会导致精子和卵子发生基因突变。男性长期饮酒会导致精子发育不全，游动能力差，而且酒精对卵子也有毒害作用。不健全的生殖细胞结合形成的受精卵很可能存在各种缺陷。另外，酒后受孕尤其危险，可能会导致胎儿身体、智力发育迟缓，甚至成为智障儿。

所以，为了实现良好受孕，夫妻应该在计划怀孕前1年就开始戒烟、忌酒。尤其是男性，在受孕前一周最好不要喝酒，以确保能够提供优良又健康的精子。

▶▼ 夫妻双方都应注意私处卫生

女性的外阴有很多皱褶和阴毛，这恰好为汗腺皮脂腺和阴道分泌物提供了"藏身之处"，而阴道又正好处于尿道和肛门之间，很容易受细菌入侵。男性的阴茎外部有阴毛和皱皮，秽物往往栖身于此，尤其是包皮和龟头之间常常积有一些包皮污垢。

这些污垢很容易在性交时被带入女性阴道内，引起阴道发炎，甚至会影响受孕，严重时还会影响胎儿的发育，或导致不孕。所以，无论男女都应该保持外阴清洁，而且每次性交前都宜清洗阴部，防止在性交过程中，让污垢被阴茎带入阴道内。

💗 疫苗接种，保障母婴健康

怀孕是个特殊的时期，任何不良的影响都会影响胎儿的正常生长。为了在怀孕期间免受疾病侵扰，可提前接种疫苗。风疹疫苗和乙肝疫苗是两种必须注射的疫苗，此外还可以根据自身情况和医生建议，考虑是否接种其他疫苗。

▶▼ 风疹疫苗

风疹疫苗的接种对于考虑怀孕的女性来说是非常必要的，如果孕妈妈在孕前被风疹病毒感染，25% 风疹患者会在早孕期发生先兆流产、流产、胎死宫内等严重后果，甚至会导致胎儿出生后先天性畸形或先天性耳聋。最好的预防办法，就是在孕前注射风疹疫苗。风疹疫苗的接种时间至少在孕前 3 个月，而它的有效率在 98% 左右，可达到终身免疫。

▶▼ 乙肝疫苗

母婴传播是乙型肝炎的主要传播途径之一。乙型肝炎病毒是垂直传播的，能透过胎盘直接感染胎儿，导致胎儿出生时就已成为乙型肝炎病毒的携带者，使产出畸胎的概率也很大。病情通常会在孩子成年后恶化为肝硬化或肝癌，所以，女性有必要在怀孕前注射乙型肝炎疫苗。最好是在怀孕前 9 个月注射。因为乙型肝炎疫苗是按照 0、1、6 的顺序注射，即从注射第一针算起，在此后 1 个月再注射第二针，6个月后注射第三针，抗体通常会在注射疫苗后 3 个月产生，所以，乙肝疫苗宜在怀孕前 9 个月注射。

▶▼ 流感疫苗

流行性感冒具有很高的传染性，主要透过飞沫传播，而口鼻分泌物也是传染源，冬、春两季是流感的多发季节。感染流感后，症状轻微的患者接受医生的治疗，很快就能痊愈，但对孕妈妈来说，难免会担心药物对胎儿造成影响。一旦孕妈妈感染严重的流感病毒，就可能会出现流产，或者导致胎儿先天性畸形，甚至是胎死腹中的危险。因为流感疫苗是非活性疫苗，因此，在怀孕前 3 个月以及怀孕中期、后期都可以注射。

🍓 孕前谨慎用药

是药三分毒，不管是备孕女性，还是备孕男性，孕前服用药物都存在导致精子、卵子成活率低、胎儿畸形等风险。因此，备孕期夫妻在孕前应谨慎用药。

▶ 孕前不可随意用药

专家建议，孕前 3~6 个月，夫妻双方都要避免使用吗啡、氯丙嗪、解热止痛药、环丙沙星、酮康唑、红霉素、利福平等药物，以免影响卵子的质量。孕妈妈孕前避免服用影响女性生殖细胞的药物，如激素、某些抗生素、止吐药、抗癌药、安眠药等。在计划怀孕期内需要自行服药的女性，一定要避免服用药物标识上有"孕妈妈禁服"字样的药物。

一般在停药 20 大后受孕才不会影响下一代，当然，有些药物影响的时间可能更长，而初级卵母细胞发育成成熟卵子需要 142 天，在此期间卵子最易受到药物的影响，需预防会对孕后胎儿的生长产生不利影响。因此最好在准备怀孕之前咨询医生，请医生帮忙判定停用药物的时间。

▶ 孕前 6 个月停止服用避孕药

平时服用避孕药的女性如果想怀孕，最好在停药 6 个月后再受孕，让体内残留的避孕药完全排出体外，而在此期间，可以采用非药物方法避孕（如用避孕套、宫颈帽等方法进行避孕）。这是因为口服避孕药为激素类避孕药，其作用比天然激素强很多倍，而且是经肠道进入体内，在肝脏内代谢储存，它的吸收代谢时间较长，停用 6 个月后才能将其全部成分排出体外，如果停药时间过短，可能会造成胚胎发生某些缺陷。

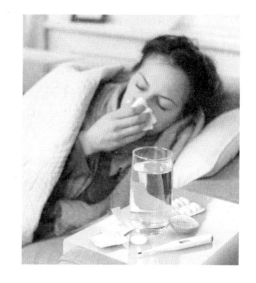

做好怀孕的营养储备

备孕女性营养状况好，才有可能给受精卵提供发育的温床。同时，只有保证良好的营养状况，备孕男性才能有数量足够、充满活力、正常健壮的精子。备孕期良好的营养储备，是保证胎儿健康发育的必要条件。

营养不良不宜怀孕

备孕期缺乏维生素A、维生素C和维生素E的女性，其卵巢的内分泌功能也会受影响。即使受孕成功，也会影响胎儿的身体、智力的正常发育，严重时还会出现流产、死胎的意外情况。科学研究发现，缺锌是导致男性不育的一个原因。

因此，夫妻想要生育一个健康的宝宝，一定要在怀孕前重视营养的补充。当然，具体补充哪些营养物质则因人而异。

怀孕前饮食讲究

人们往往很关注母亲对胎儿的影响，其实，父亲对优生优育的作用也不可轻视。备孕期夫妻在饮食上应该注意以下情况：

▶▼ 养成良好的饮食习惯

准备怀孕前，夫妻都应该注意合理膳食，食材要具有多样性，偏食是造成营养不良的主要原因。

▶▼ 注意加强营养

合理安排一日三餐，多吃新鲜蔬菜和时令水果。只有两人的体内都储存了充足的营养，且身体调整到最佳状态，精力充沛，才能为优生打下坚实的基础。

▶▼ 注意饮食安全

食物从生长到制作成熟食的整个过程，都可能受到农药、毒素、放射性等有害物质的污染，备孕期夫妻最好选择天然的有机食品，避免食用含添加剂、防腐剂、色素的食品，如罐头、碳酸饮料、烟熏肉等。蔬菜要清洗干净，用淡盐水浸泡一会儿再洗，能清除残留的农药，而且水果要去皮后再吃。

备孕女性需重点补充的营养素

叶酸：备孕女性严重缺乏叶酸不但会让孕妈妈患上巨幼红细胞性贫血，还可能会让孕妈妈生出无脑儿、脊柱裂儿、脑积水儿等。专家建议备孕女性在怀孕前 3 个月平均每日需摄入 0.4 毫克叶酸。

锌：如果备孕女性和孕妈妈能摄入足量的锌，分娩会更顺利，新生儿也会非常健康。建议备孕女性和孕妈妈每日摄入11~16毫克的锌。

铁：孕期缺铁会出现心慌气短、头晕、乏力等症状，也会导致胎儿生长发育迟缓。备孕期补充适量的铁，可以预防孕期贫血。

钙：钙可有效降低孕妈妈的收缩压、舒张压，维持心脏、肾脏功能和血管健康，保护骨骼和牙齿的健康。怀孕前建议每日补充800毫克钙。

碘：孕妈妈缺碘可引起胎儿早产、甲状腺发育不全，并可影响胎儿中枢神经系统发育，造成先天畸形。建议备孕女性每日摄入16.5克碘。

备孕男性需重点补充的营养素

维生素C：维生素C能提高精子的运动活性。建议备孕男性每日摄入100毫克维生素C。

维生素A：备孕男性如果缺乏维生素A，其精子的生成和活动能力都会受到影响，甚至产生畸形精子。建议备孕男性每日摄入800微克维生素A。

维生素E：维生素E还能促进性激素分泌，增强男性精子的活力，提高精子的数量。建议备孕男性每日摄入14毫克维生素E。

硒：备孕男性体内缺硒会导致睾丸功能受损，性欲减退，精液质量差。建议备孕男性每日摄入 50 微克硒。

锌：锌参与精子的生成、成熟的过程，是备孕男性合成激素时的必需元素，更是前列腺液中不可或缺的组成部分。备孕男性每日需摄入约2毫克锌。

掌握好"孕"的技巧

很多时候，夫妻双方都已经做好了身体和心理准备，但却总是无法怀孕，究其原因，可能与受孕的时机、性爱的频率等因素有关。为此，我们根据容易影响受孕的因素，介绍相关的技巧，让怀孕更容易。

🖤 找准排卵日，让好"孕"如期而来

正常情况下，女性成熟后卵子每个月排一次，排卵的时间就在月经周期的中间。这个时候同房，精子和成熟的卵子就很有可能会在输卵管壶腹部相遇，完成受精过程。如果女性能在排卵日同房，则可以提高受孕概率。

一般情况下可以通过排卵试纸、基础体温测量以及宫颈黏液测试等方法检测排卵期，但是最好最准确的办法还是去医院进行超声检测。

▶▼ 根据月经周期计算排卵期

下次月经来潮的第一天往前数14天就是排卵日，为了减少误差可以在这天前后加减三天。不过，这种方法只适于经期非常规律的女性。

▶▼ 体温测定排卵期

从月经来潮的第一天开始测量，基础体温上升前后2~3日是排卵期。使用这一方法需连续坚持3个以上月经周期才能说明问题。

▶▼ 检测宫颈黏液计算排卵期

当阴道白带开始拉丝并且变得清亮时，说明身体已经为排卵做好准备，使用这种方法判断比较模糊，专家建议在这个阶段隔日同房更利于受孕。

▶▼ 检测尿液计算排卵期

通过尿试纸测定为阳性后身体开始排卵，所以，可以选择在第二天开始同房。

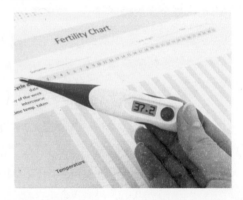

孕前一周为受孕准备好环境

经常待在空气受污染的环境中，对人的身体伤害很大。所以，有怀孕计划的夫妻，尤其是已经怀孕的女性，更应该远离这样的环境。同时，也应注意居室的环境和个人卫生，为成功受孕做好准备。

不宜搬新房

修建新房和室内装修过程中所用到的装修材料，以及新家具中散发氯乙烯、聚乙烯、甲醛、酚、铅等有害物质。这些毒性物质肉眼难以察觉，却会对人体的健康造成不小的危害。而新装修好的房屋湿度相对较大，有毒物质和粉尘、颗粒状的污染物容易滞留在室内。

如果备孕期夫妻搬进新房居住，新房内的有害物质则会影响夫妻的健康，不利于成功受孕。

室内空气流通

想保持室内空气流通，经常打开门窗通风换气是最佳的方法。如果家里安装冷气，开启冷气一段时间后应该打开门窗，保持室内空气清新。夏季最好整天都开启窗户，即使冬天气温较低，也应该经常打开窗户换气。买新房分配房间时，要把向阳的房间当作卧室。

保持居室整洁

每天都要打扫居室的卫生，还要定期做大扫除，除了要保持地面的清洁外，还要把墙面、家具表面的灰尘、污垢清除干净。另外，要经常扫地、拖地，家具上的灰尘要用抹布擦干净，这样能防止灰尘飞扬，而且家具底部的空间也不能忽略，床下最好不要堆积杂物。再者，房间内的物品最好摆放整齐。

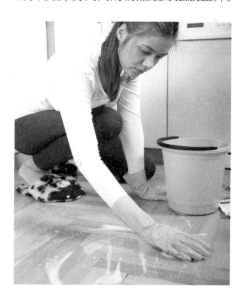

注意个人卫生

除了保持居住、活动环境的卫生外，个人卫生更为重要。个人卫生直接影响个人的健康状况，因此，备孕期夫妇应养成勤洗澡，勤换衣物，勤理发，勤剪指甲的习惯。同时，床单、被套要经常洗，被褥也要经常拿出来晒一晒。

学点助孕法，提高受孕率

经过了近 6 个月的准备，进入怀孕的冲刺期，"幸孕"随时来敲门。孕前 1 周一定要学点助孕法，例如，为受孕准备好环境，避开黑色受孕时间，排卵期前减少性生活的次数，选择最好的体位，让精子更顺利地进入子宫，让好孕更轻松。

▶▼ 掌握合适的性生活频率

夫妻之间应该根据双方的身体状况，以及所处的环境等多方面的因素，来调节合适的性生活频率。一般说来，宜满足双方的正常欲望，使身心感到愉悦，且不会过度疲劳，精力不受损为最佳。这样的性生活也有利于夫妻的健康。

▶▼ 有利于怀孕的性交体位

男上女下相向的姿势。这种姿势是最普通的性交体位，有利于受孕。尤其是在丈夫射精后，妻子可以在臀部下面垫一个小枕头以抬高臀部，防止精液外流，提高受孕概率。

屈膝性交体位。这种性交体位也是男上女下，只是妻子需要弯曲双腿，也可以把腿放在丈夫肩上，这样一来，阴道会缩短，阴茎能更深入阴道。由于臀部抬起，所以阴道能更有效地储存精液，防止流出阴道，利于受孕。

跪姿。妻子跪着，放低上半身，并抬高臀部。虽然采用这种体位，在性交时阴茎插入阴道不深，但宫颈位置相对较低，阴道张开，有利于储存精液。

无论采取哪种性交体位，储存精液是最重要的，所以丈夫射精后，妻子最好把臀部垫高，并保持这种姿势约 30 分钟。另外，性交完后 1 小时内不要排尿，以免排出阴道内的精子。

▶▼ 性生活要注意的事

夫妻间任何一方患有严重疾病，不宜进行性生活；妻子正处在经期时，抵抗力会下降，为了防止细菌感染，千万不要进行性生活；夫妻中任何一方感到疲劳，或精神状态不佳，都不宜过性生活；夫妻中任何一方拒绝过性生活时，都不宜强求。

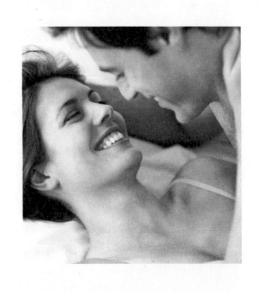

特殊情况下的备孕提醒

　　备孕是一项系统的准备工作，生活的各个方面都需要格外留意，尤其是对于高龄产妇、非正常妊娠者以及多次流产经历的女性。由于生理条件的问题，这三类备孕女性要根据自己的实际情况调理身体，健康孕育。

🍃 高龄产妇备孕注意事项

　　超过 35 岁的女性怀孕被称为"高龄妊娠"。高龄妊娠与适龄妊娠相比，存在着更多的风险，如容易导致自然流产、早产、难产、妊娠高血压综合征、妊娠糖尿病、乳腺癌、宝宝患有先天性疾病等。因此，对于大龄孕妈妈，要如何做好孕前的身体准备工作，以减少上述风险，顺利地娩出健康的宝宝呢？

　　首先，要坚持每天进行适当的体育锻炼，坚持良好的生活习惯，不抽烟，不喝酒，作息及饮食要规律，保证营养的全面供应，将健康水平调理到较好的状态，给宝宝创造一个较好的生长环境。其次，要进行全面的孕前身体检查以及疾病的排查，并彻底治愈存在的疾病。

🍃 非正常妊娠者的备孕提醒

　　葡萄胎妊娠者要在治愈两年后再怀孕，宫外孕患者要在治愈半年后再怀孕，否则很有可能再次发生同样的非正常妊娠，或对胎儿造成不良影响。

🍃 多次流产者的备孕提醒

　　做过多次人工流产手术的女性，通常会有不同程度的子宫损伤，这是再次受孕的阻碍之一，因此要在准备怀孕前做详细的身体检查，以确定是否能够或适合再次怀孕。对有习惯性流产的女性，要通过检查找出流产原因，并及早进行对症治疗，以便能再次怀孕；若是夫妻双方染色体异常造成的习惯性流产，则不能怀孕，如已经受孕，要立即给胎儿进行全面检查，若有异常必须终止妊娠。

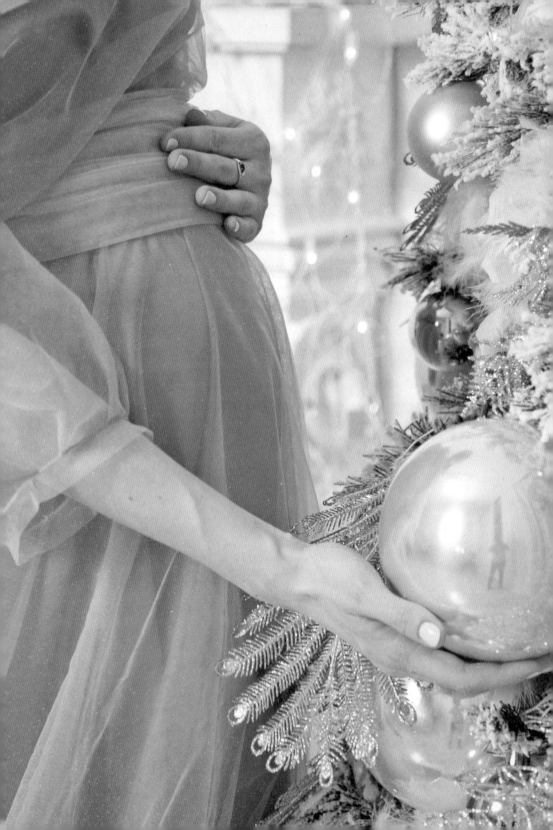

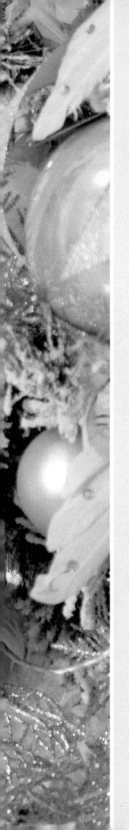

Part 02

孕早期：
奇妙的旅程开始了

　　不知不觉，小生命就来临了，在欣喜、激动之余，作为妈妈，你需要承担孕育宝宝的重任，也要承受呕吐、嗜睡、尿频等早孕反应。作为孕妈妈的坚固后盾，准爸爸也应积极承担起照顾孕妈妈的责任，不论是饮食、生活还是心理调适，与妻子一起养育胎宝宝，都是准爸爸可以做，并且能给孕妈妈有力支持的事情。准爸妈，你们准备好一起开启新的人生旅程了吗？

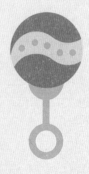

孕1月：小生命在腹中萌发

孕1月，孕妈妈看起来没有什么变化，但是小生命已经在你的体内开始孕育，要知道，生命自孕育之初就具有感知能力，母体的健康、情绪、饮食等等都关系着胎儿的生长发育，所以孕妈妈要多多注意，努力给胎儿提供一个好的发育环境。

💬 妈妈与宝宝成长周记

在怀孕的第一个月，胎儿以一颗受精卵的形式，通过反复的细胞分裂和移动，最终在妈妈的子宫里正式"安营扎寨"，成为一个小小的"胚胎"。孕妈妈可能并没有觉察到自己已经怀孕，但新生命已经悄悄在妈妈腹中萌发。

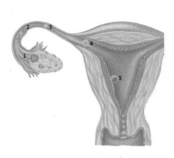

▶▼ 孕1周

孕妈妈身体变化： 医生根据末次月经的第1天来确定怀孕期，所以，在孕第1周，孕妈妈实际上还处于月经期。随着月经的结束，子宫内膜重新变厚，准备排卵。

胎儿的发育情况： 孕妈妈还在月经期，胎儿实际上并不存在，只是以卵子和精子的"前体"状态，分别存在于孕妈妈和准爸爸的体内。

▶▼ 孕2周

孕妈妈身体变化： 在卵巢中开始孕育一个成熟的卵子，本周末前后将发生排卵。此时，阴道分泌物开始增多，且无色透明，孕妈妈可能会感觉小腹有轻微的疼痛。

胎儿的发育情况： 本周周末前后，卵子和精子相遇并结合，形成受精卵，新的生命便诞生了。

▶▼ 孕3周

孕妈妈身体变化： 如果在排卵期实施"造人计划"，那么精子和卵子将在此期间结合，形成受精卵，这代表着孕妈妈正式怀孕了。

胎儿的发育情况： 受精卵反复地进行细胞分裂，并缓慢地向子宫移动，最终在子宫内膜着床，成为"胚胎"。

▶▽ 孕 4 周

孕妈妈身体变化：孕妈妈可能会出现轻微的阴道出血现象，这是受精卵着床后引起的出血，是正常现象。一些敏感的孕妈妈还会感觉疲劳乏力，持续低热，这是妊娠开始的标志。

胎儿的发育情况：此时胚胎细胞尚处于非常稚嫩的阶段，且非常小，只有0.36~1毫米长。接下来的几周，胚胎细胞将开始快速地发育和成长，并形成不同的细胞群体，即胚层。不同的胚层将来会发育成不同的组织或器官，最终分化成一个完整的人体。

温馨提示

本书按一般惯例将末次月经的第1天作为怀孕的第1天，即怀孕第1周的开始。怀孕通常发生在月经后的两周，所以胎儿的发育比实际孕周少两周。

营养补充与饮食调整计划

怀孕之后，孕妈妈对营养的需求比未孕时大大增加，除了自身需要的营养外，还要源源不断地供给腹内胎儿生长发育所需的一切营养。准爸爸要担当起营养师的重任，确保孕妈妈补充足够的营养。

▶▽ 坚持服用叶酸

孕1月，孕妈妈需要重点补充的营养素是叶酸。叶酸是人体细胞生长和分裂所必需的物质之一，它可以防止贫血、早产，更重要的是可以防止胎儿畸形。因为孕期前3个月是胎儿神经管发育的关键时期，孕妈妈要继续备孕期每日补充叶酸的好习惯，服用方法和用量一般应保持不变。这样才能够帮助宝宝的发育。

孕妈妈除了口服叶酸片来保证每日所需的叶酸外，最健康的方法就是食补。常见的富含叶酸的食物有面包、面条、白米和面粉等谷类食物，以及牛肝、牛肉、羊肉、鸡肉、蛋黄等动物食品，莴苣、菠菜、龙须菜、花菜、油菜、小白菜等绿色蔬菜，橘子、草莓、樱桃、香蕉、柠檬、猕猴桃等新鲜水果，以及黄豆、豆制品、腰果、栗子、杏仁、松子等豆类和坚果类食品。

适当补碘

碘是人体必需的、自身不能合成的微量元素，也是人体甲状腺素的主要成分，甲状腺素是对机体代谢活动和生长发育极为重要的激素。碘可促进胎儿体内的细胞，尤其是脑细胞的生长。人对碘的生理需求量为每日100~200微克，不应低于50微克，否则会导致碘缺乏性疾病。因此，孕妈妈在购买盐时，一定要选择碘盐。

除了碘盐外，孕妈妈还可以多食用海带、海蜇、海虾、牡蛎、黄花鱼、海藻、虾皮、紫菜等含碘丰富的食物，以补充碘元素。

孕妈妈宜多喝牛奶

如果母体钙摄入不足，胎儿需要的钙就会从母体的骨骼及牙齿中夺取，以满足生长的需要，这样易使母体血液中钙含量降低，发生小腿抽筋或手足抽搐。所以，孕妈妈从孕早期就要注意钙的补充。

营养专家认为，孕妈妈补钙的最好方法是喝牛奶。牛奶中的钙最容易被孕妈妈吸收，而且磷、钾、镁等多种矿物质和氨基酸的比例也十分合理。孕妈妈每天喝200~400毫升牛奶，就能保证钙的摄入。

不过，牛奶不要空腹喝，也不要煮沸过久再喝，更不要在刚煮开的牛奶中放糖，最好选择超高温灭菌和无菌包装技术生产的牛奶。

孕妈妈不宜吃素

有些孕妈妈怕发胖，或是平常习惯吃素，就会以素食为主，不吃荤食，加上怀孕后，妊娠反应比较大，就更不想吃荤腥油腻的食物。这种做法可以理解，但是孕期长期吃素，会造成孕妈妈缺乏牛磺酸。为了自身健康和胎儿的正常发育，吃素食的孕妈妈也应适量吃些荤食，注意做到荤素搭配，以避免造成孕妈妈和胎儿营养不良。

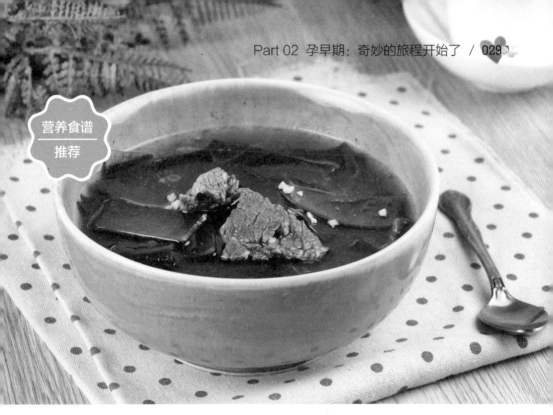

营养食谱
推荐

海带汤

扫扫二维码
轻松同步做美味

▶▼ 原料

水发海带 60 克，牛肉 100 克，蒜末 10 克

▶▼ 调料

盐8克，芝麻油13毫升，胡椒粉1克，生抽适量

▶▼ 做法

1 处理干净的牛肉切薄片，装入碗中，撒入胡椒粉，加入蒜末搅拌均匀，腌渍片刻。

2 处理干净的水发海带对半切开，切成小块，放入碗中待用。

3 热锅注入芝麻油，放入腌渍好的牛肉，用中火炒2分钟左右至变色。

4 倒入清水，用大火煮5分钟左右至沸腾，撇去浮沫。

5 放入海带块，搅拌均匀，沸腾时撇去浮沫，加入生抽、盐调味，搅拌均匀，续煮片刻。

6 出锅，捞起食材至备好的碗中即可。

扫扫二维码
轻松同步做美味

手撕包菜

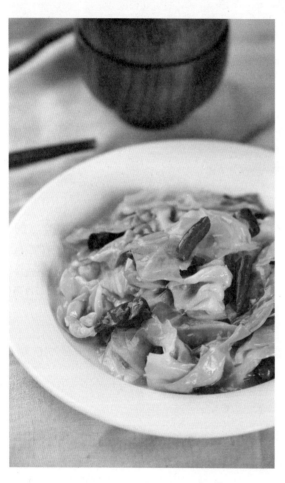

▶▼ **原料**

包菜300克，蒜末15克，干辣椒少许

▶▼ **调料**

盐3克，味精2克，鸡粉、食用油各适量

▶▼ **做法**

1 将洗净的包菜的菜叶撕成片。

2 炒锅置旺火上，注入食用油，倒入蒜末爆香，再倒入干辣椒炒香，加入包菜，炒匀，淋入清水，炒至熟软。

3 加入盐、鸡粉、味精，炒至入味，盛入盘中即成。

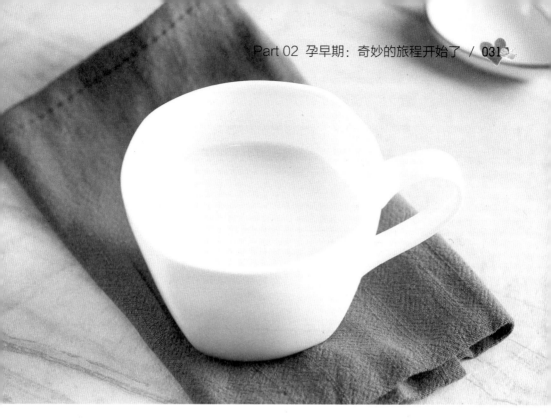

玉米牛奶

扫扫二维码
轻松同步做美味

▶▼ 原料

玉米粒220克，牛奶500毫升，奶油
适量

▶▼ 做法

1 锅置火上，倒入备好的牛奶，放入
奶油。

2 倒入洗净的玉米粒，搅拌匀，用中火
煮约4分钟，至玉米熟软。

3 关火后盛出煮好的材料，装入容器
中，放凉待用。

4 取榨汁机，选择搅拌刀座组合。

5 倒入放凉的材料，盖上盖。

6 选择"榨汁"功能，榨约2分钟，至
玉米粒成粉末状。

7 断电后倒入玉米汁，滤入碗中即成。

💭 生活保健提醒

孕1月，胎儿刚刚在孕妈妈的肚子里安家落户，需要孕妈妈细心地呵护，为胎儿打下坚实的成长基础。同时，准爸爸也应多关注孕妈妈的生理变化，为孕妈妈创造舒适的生活环境。

▶▼ 谨防电磁辐射

科学家发现，未分化的、比较原始的或快速成长的细胞，对于辐射最为敏感。怀孕0~4周，胎儿还处于细胞分裂期，只有4~8个细胞在进行分裂，如果受到的辐射较小，可能会伤害1~2个细胞，但是细胞会重新修复，继续进行分裂；如果辐射的量太大，全部细胞就会因此死亡，也就有流产的危险了。

因此，孕期尤其是在怀孕初期，孕妈妈要特别注意，别让自己身体大量地接受辐射。具体办法是，可以通过穿防辐射服等方法降低身体所接受的辐射量，更要远离微波炉、电热毯等辐射大的电器。

▶▼ 刚怀孕时禁止性生活

孕期前3个月里，胚胎正处于发育阶段，胎盘和母体子宫壁的连接还不紧密，如果进行性生活，很可能由于动作不当或精神过度兴奋使子宫受到震动，这时很容易使胎盘脱落，造成流产。

孕早期过性生活还容易引起孕妈妈阴道炎症，不利于胎儿的健康发育。另外，孕早期过性生活还可能使孕妈妈腹部压力过大，增加流产的危险。这段时期，准爸妈应节制性生活，最好采取边缘性接触，通过搂抱、抚摸、亲吻的方式达到性的满足。

▶▼ 积极预防感冒

感冒是孕早期一种最常见的呼吸系统疾病。这是因为怀孕后女性身体的免疫能力会有所降低，当季节变换或气温反差较大，尤其是冬季室内、室外温差较大时，孕妈妈就极易患感

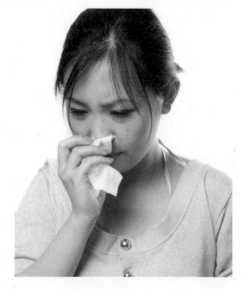

冒。且怀孕后孕妈妈的鼻、咽、气管等呼吸道黏膜充血、水肿，也使抵抗力下降，容易被呼吸道病毒感染而引起感冒。而胎儿正在孕妈妈的肚子里生长发育，孕妈妈一旦患上感冒，很容易对胎儿造成伤害，甚至危及胎儿的生命。

因此，孕妈妈首先要做好防寒保暖和清洁卫生的工作，积极预防孕早期感冒。如果患了感冒，也应尽量避免服用任何药物，而要多多休息和补充营养，依靠自己的抵抗力战胜疾病，让身体早日康复。另外，感冒后，孕妈妈可多喝点开水和果汁类饮料，增加维生素C的摄入，以稀释身体内细菌、病毒的浓度。或在茶杯内倒入60℃左右的热水，将口、鼻部置入茶杯内口，不断吸入热蒸汽，一日数次，效果也不错，休息几天感冒就会好了。如必须用药，应在医生指导下酌情服用。

▶▼ 认真对待孕早期阴道出血

女性在怀孕初期会出现一些早孕症状，这是多数女性都了解的，然而阴道出血也是怀孕早期常见的问题，却让许多孕妈妈感到困惑，因为怀孕最明显的信号就是月经停止，她们通常会很担心阴道出血是否会引起流产或生下不正常的胎儿。

其实，女性在怀孕前半期发生阴道出血后，大约有一半的人都能成功地继续怀孕，另外约30%的人会发生自然流产，10%的人是子宫外孕，而极少数人可能是葡萄胎、子宫颈病灶等问题。研究表明，怀孕早期出现阴道出血后，如果继续怀孕成功而生产，其婴儿有先天性异常的比例并未因此而有增加的现象。

如果在孕早期出现怀孕初期症状的同时伴有阴道出血的现象，必须及时就医，在诊断确定后，则必须根据诊断做适当的处理。如果是宫外孕或葡萄胎，则必须予以手术或药物治疗。如果是正常子宫内怀孕，则必须适当卧床休息。至于是否需要补充黄体素，目前仍未有定论，一般认为如果在怀孕前的月经周期有黄体期缺陷或有习惯性流产病史者，最好予以补充黄体素。

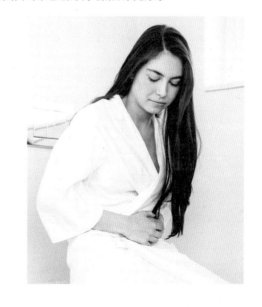

▶▼ 孕1月确认怀孕

怀孕了，肚子里的小胚胎会刺激孕妈妈的身体，孕妈妈的身体往往会出现各种预示症状。如：停经，它是怀孕的最先症状；胸部变敏感，你可能发现自己的胸部变大了，还可能出现刺痛感，乳晕的颜色也会加深变暗；疲乏无力，嗜睡；尿频，甚至一小时一次；味觉或嗅觉更加灵敏；口味变化，反感某些食物或特别偏好某种食物；恶心呕吐。这都是刚怀孕几天就可出现的反应。

备孕过程中，如果出现以上症状，就可能是怀孕了。这时可以先通过早孕试纸进行初步检测，为了慎重起见，最好到医院进行尿检或血检，以确认怀孕，排除宫外孕等情况。

▶▼ 推算预产期

由于每一位孕妈妈都难以准确地判断受孕的时间，所以，医学上规定，以末次月经的第一天起计算预产期，其整个孕期共为280天，10个妊娠月。常用的计算预产期的方法有以下三种：

1 **以受精日计算：**若知道受精日，从这天开始经过38周（266天）即为预产期。使用基础体温备孕法者知道排卵日，则可计算出受精日。这比从最后一次月经开始日计算预产期的方法更精确。

2 **超声波（B超）检测法：**对于不能确定最后一次月经开始日的人而言，这是较准确的方法。由于此方法可计算出胎囊大小与胎儿头至臀部的长度，以及胎头两侧顶骨间径数值，据此值即可推算出怀孕周数与预产期。

3

用公式计算预产期： 这种方法也是最为常用的预产期计算法。具体的公式为：末次月经时间加9（或减3）为月，加7为日。举例：末次月经是2016年1月20日，预产期为：（月）1+9=10，（日）20+7=27，预产期为10月27日。如果你确切知道你的末次月经时间，可以通过预产期速查表快速查出你的预产期。

▶▽ 准爸爸的支持

当妻子开始怀孕的时候，您通常意义上已经是准爸爸了。虽然宝宝是在妻子的子宫里一点点长大，但是准爸爸也不能轻闲了。在整个孕期，妻子需要准爸爸分享喜悦与担心，生活、精神上需要您的支持和理解。作为准爸爸，孕1月您要注意以下事项。

▶ 准爸爸要陪妻子到医院确认是否怀孕，并在医生的指导下准备叶酸等孕妈妈早期所需的维生素，并督促妻子每天按时按量服用。

▶ 准爸爸要准备关于孕期指南及育儿方面的书籍，对孕期可能出现的问题进行了解和准备。

▶ 准爸爸要和妻子一起制定一个孕期日程表，把每月该做的事情罗列清楚，尤其是关于产检等健康事项，避免遗漏。

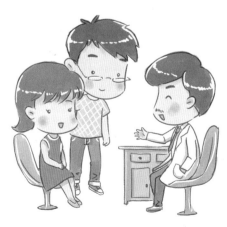

▶ 多关心妻子的生理和情绪变化，给予妻子更多的关心和支持。

▶ 在孕早期的3个月里，准爸爸要节制自己的性欲，停止性生活。

▶ 准爸爸可多跟一些为人父的朋友交流，吸取经验。

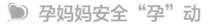

💗 孕妈妈安全"孕"动

瑜伽可以保持孕妈妈的肌肉张力，使身体更加灵活，而且做瑜伽过程中，关节需要承受的压力也很小，对孕妈妈来说是很好的运动。下面推荐一项适合孕1月妈妈的瑜伽运动。

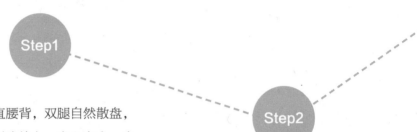

Step1

挺直腰背，双腿自然散盘，双手放到膝盖上，掌心向上，食指和拇指相触。

Step2

呼气，头向后，下巴尽量上抬。吸气，头回正中。

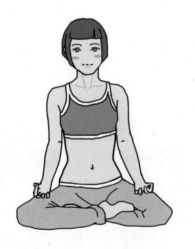

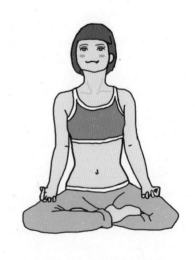

Step3

呼气3~5次，低头放松后颈部。吸气，头回正中。上下重复此式。

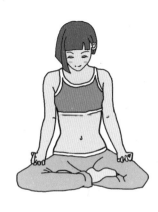

Step4

呼气，颈部自然向左转动，吸气，头回正中。

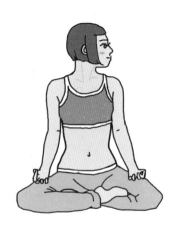

Step5

呼气，颈部自然向右转动，吸气，头回正中。左右重复此式3~5次后，恢复到起始姿势，稍作休息。

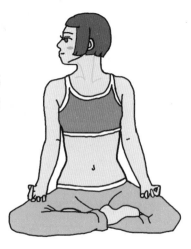

💭 和准爸爸一起做胎教

孕1月胎儿处于卵裂期、胚层期和肢节期，生长速度很快，到月末，已经从一开始肉眼无法看到的受精卵长成3毫米左右的胚胎。这时如果我们注意给予宝宝适当的胎教刺激，将有助于胎儿的大脑发育。

▶▼ 写胎教日记

胎教日记可以记下新生命的全部孕育过程，记下准爸爸和孕妈妈孕育新生命的喜、怒、哀、乐，记下孕妈妈的衣、食、住、行等，甚至偶尔有的不适，如何就医、如何服药也可以记录下来，另外，还可以记下对腹中的胎儿进行胎教的全过程。

胎教日记可以简单地记录感受，也可以较具体地记录孕妈妈的生理保健、营养膳食及常见病防治，可以每天进行，也可以定期记录。

总之，胎教日记可以记录一切您认为有意义的事情，以下几点尽量不要遗漏：

▶ 末次月经时间。

▶ 妊娠反应的起始及消失日期，有哪些明显的反应。

▶ 第一次胎动的日期，如果做了胎动监护，则记录下每日胎动的次数。

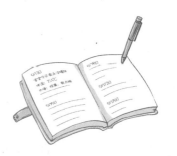

▶ 孕期出血，并记录出血量和持续时间。

▶ 孕期患病须记录疾病的起止日期，主要症状及用药品种、剂量、天数、不良反应等。

▶ 若不慎接触到有害物质，则应确切记录有害物质的品种、接触时间、不良反应等情况。重要化验及特殊检查的结果，如血常规、血型、肝功能检查、B超检查、胎儿监护、胎盘功能检测等，这些都是非常有价值的资料，应妥善保存各种化验单、检查报告单。

在写日记时，孕妈妈应一边记录，一边与胎儿进行对话，还可以不定期地让准爸爸给孕妈妈拍些照片，贴在日记里。在宝宝出生后，爸爸妈妈可以把这本日记当作礼物送给宝宝，一定会比千言万语更能传达自己心中深厚的爱意。

▶▼ 保持孕妈妈的愉悦心情

冥想胎教可以帮助孕妈妈放松心情，解除压力，缓解不适，使孕妈妈保持愉悦好心情。冥想胎教最好选择一个固定的时间和场所，如早晨或黄昏，在安静的房间仰卧或者盘腿而坐。这时要彻底放松全身，调整呼吸，摒除杂念，想象最能让自己感到放松和惬意的画面，如碧蓝海湾、幽静树林等，渐渐地，远处传来孩子悦耳的笑声，让你情不自禁地微笑起来，仔细体会和感受自己在冥想中所感知的快乐。

此外，也可以想象一下腹中胎儿的模样，有研究显示，这种冥想可能有助于胎儿朝着妈妈的意愿去塑造自己。

▶▼ 给宝宝唱几首快乐的歌

虽然现在胎儿还很小，最大不过5毫米，但是孕妈妈可以开始用唱歌的方式进行音乐胎教了。唱几首自己小时候喜欢的儿歌，或者较为欢快的流行歌曲，也可以自编自唱，只要怀着愉悦的心情，就能对胎儿的成长产生积极的影响。

▶▼ 准爸爸的语言胎教

虽然孕妈妈可以随时随地对胎儿进行胎教，但是准爸爸的参与也是必不可少的，而且准爸爸的声音更容易清晰地透过腹壁传达给胎儿，使胎儿更早地熟悉爸爸的声音，产生信赖感。

在孕早期，准爸爸可以以对话胎教为主，声情并茂地讲述每日生活中的见闻和趣事，或者是幽默故事以及笑话，最好能让孕妈妈愿意参与到准爸爸的讲述中，并感到兴奋和愉快，孕妈妈被调动的情绪越愉悦，胎教效果就越好。刚开始时试着对胎儿说：我最亲爱的小宝贝，等了这么久，你终于来和爸爸妈妈见面了！

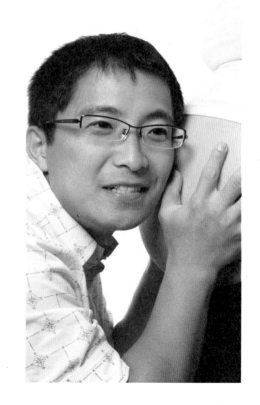

孕2月：欣喜与不适交织

孕2月，胎儿正在迅速地成长，孕妈妈的妊娠反应开始明显起来。在这个月里，准爸妈要在思想感情上确立母儿同安的观念，应该详细了解胎儿养护、孕妈妈保健、胎教等方面的知识，以便很好地在精神与饮食营养上养护孕妈妈和胎儿。

🖤 妈妈与宝宝成长周记

总觉得恶心想吐、疲倦乏力，时不时地觉得心情烦闷……许多孕妈妈的身心也有了转变。对于这种转变，或许您会感到困惑，但这一切都是为了孕育宝宝而产生。这个时期也是胎儿一些重要器官形成的关键期，孕妈妈一定要格外留心致畸因素的影响。

▶▼ 孕5周

孕妈妈身体变化：一向准时的月经推迟了，很多孕妈妈直到这时才意识到自己可能是怀孕了。尽管看不见，但这周胚芽已经在子宫里"着床"，子宫变得肥厚松软而富有营养，孕妈妈会有轻微不适。为了证实自己的感觉，不妨去药店购买早孕试纸或验孕棒测试一下吧！

胎儿的发育情况：胚胎长约0.6厘米，大小像苹果籽一样。胚胎细胞发育特别快，主要的器官如肾脏和肝脏已经开始生长，连接脑和脊髓的神经管开始工作。本周末宝宝的心脏也开始有规律地跳动和供血了。

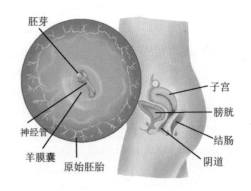

▶▼ **孕 6 周**

孕妈妈身体变化： 由于激素的作用，可能会感觉到乳房增大、变硬、胀痛，乳头突出明显，乳晕颜色加深。"害喜"反应开始出现了，很多孕妈妈在早晨起床后会感觉到恶心想吐。

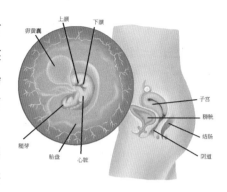

胎儿的发育情况： 肝、肾、肺等重要器官继续发育，能够看到嘴和下巴的雏形。脐带、羊膜囊（内含羊水）也开始慢慢形成。

▶▼ **孕 7 周**

孕妈妈身体变化： 早孕反应越来越明显，可能还会时常感觉到困倦、尿意频繁，甚至浑身乏力、情绪多变。大部分时候会食欲不振，但也会突然想吃某种食物。

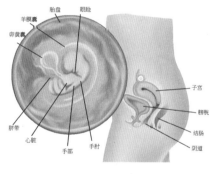

胎儿的发育情况： 小胚胎长约0.8厘米，形成了2毫米左右的胎盘。宝宝神经系统和循环系统的基本组织开始分化，80%的脑和脊髓的神经细胞开始形成。

▶▼ **孕 8 周**

孕妈妈身体变化： 外表看不出有多大变化，不过子宫增大了。子宫成长时，部分孕妈妈腹部会出现痉挛，导致腹痛。乳房依然处于发胀、敏感的状态。

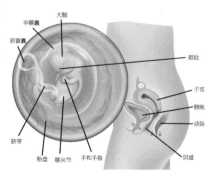

胎儿的发育情况： 小胚胎长约 1.2 厘米，开始长出肢体的幼芽，眼睑开始出现褶皱，鼻子部位也渐渐挺起，牙和腭开始发育，耳朵也在成形，手指和脚趾间可见少量蹼状物。

营养补充与饮食调整计划

孕2月是胎儿器官形成的关键时期，倘若营养供给不足，很容易发生流产、死胎和胎儿畸形等情况。因此，准爸爸要做好孕妈妈的饮食调养工作，以便很好地在饮食营养上保护胎儿。

▼▼ 孕妈妈宜补锌

锌是促进胎儿生长发育所必需的营养素，能维持人体各功能的正常运转，保护体内的酶系统和细胞。锌还可以有效缓解孕妈妈的孕吐反应。如果孕妈妈缺乏锌，就会使食欲下降，味觉出现异常，还会使胎儿大脑功能不全，影响其智力发育，出现发育畸形，增加胎儿的死亡率。孕妈妈每天可摄入20毫克左右的锌，牛肉、猪肝、鱼、南瓜、黄豆、绿豆、花生、核桃等食物中都含有丰富的锌。

▼▼ 孕妈妈适量补充维生素 B_6

维生素 B_6 的补充在整个孕期都很重要，如果孕早期孕妈妈缺乏维生素 B_6 会影响人体对蛋白质、脂肪、糖类等的吸收，引起神经系统和血液系统疾病，还会加重孕妈妈恶心或呕吐的现象，造成反复呕吐，严重的可致胚胎早期发育不良。孕妈妈每天宜摄取2.2毫克的维生素 B_6，可通过食用维生素 B_6 含量较高的瘦肉、鸡肉、鸡蛋、胡萝卜、菠菜、土豆、香蕉等食物适量补充。

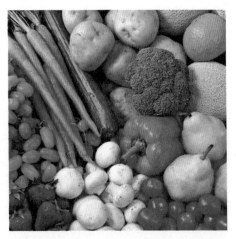

▼▼ 孕妈妈一定要吃早餐

早餐是一天中的第一餐，其重要性不言而喻。如果孕妈妈不吃早餐，不仅自己挨饿，也会让胎儿挨饿，这对胎儿的生长发育极其不利，所以，孕妈妈一定要吃早餐，而且还要吃好。

孕妈妈每天可早点起床，早餐前先活动一段时间，比如散步、做一些简单的家务等，让身体器官慢慢苏醒，以增进食欲，加速前一天晚上剩余热量的消耗，以产生饥饿感，促使产生吃早餐的欲望。

▶▼ 孕妈妈宜多喝白开水

对孕妈妈来说，良好的体液环境是孕育出健康胎儿的必要保障。因此，孕妈妈在孕前与孕后都要适当地多喝水，但要注意千万不要等口渴了才喝，在条件允许的情况下要坚持喝白开水。孕妈妈要保持每天1500毫升左右的饮水量，这其中包括从饮食中摄取到的水分。

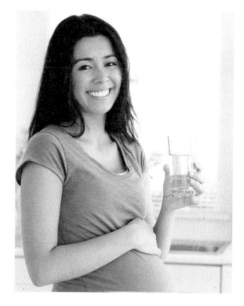

孕妈妈最好选择在最佳的饮水时间进行饮水，即每天晨起喝一次，白天每隔1~2小时喝一次，晚饭后尽量少饮水，遵循这样的饮水原则，可以充分改善孕妈妈的内分泌，提高腑脏的功能，增强免疫力，对健康极为有利。

▶▼ 警惕致畸食物

很多孕妈妈对孕期饮食禁忌不够重视，不知道胎儿畸形多半是"祸从口入"。其实，科学家们已经证实，某些食物确实具有致畸作用。如长期大量食用酸性食物，会造成孕妈妈情绪不佳，加速孕妈妈体内有毒物质的分泌，从而导致胎儿发育畸形；而含有弓形虫的食物，如禽、畜肉类等，一旦被孕妈妈食用，弓形虫就会迅速使胎儿感染，导致胎儿畸形，甚至流产；此外，发芽的土豆含有非常多的生物碱，这种物质也会造成胎儿畸形；而含铅量超标的水、餐具、食物，也是导致胎儿畸形元凶之一；一些受到农药污染、水体污染等的食物，同样会造成严重的胎儿畸形。

▶▼ 远离易导致流产的食物

孕妈妈一定要注意自身的饮食安全，尤其是在容易发生流产的孕早期，一定要谨慎食用一些容易导致滑胎流产的食物。例如，螃蟹、甲鱼等食物，性味寒凉，容易导致流产；薏米、马齿苋、山楂等食物兴奋子宫平滑肌、促使宫缩，导致流产；桂圆、人参、鹿茸等食物会燥热助火、动胎动血，也会增加流产的危险，孕妈妈都应忌食。

柠檬花生黑米粥

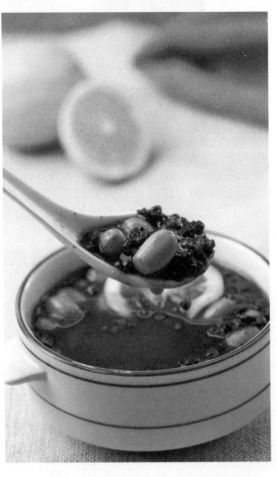

▶▼ **原料**

熟黑米60克，花生50克，柠檬40克

▶▼ **调料**

冰糖30克

▶▼ **做法**

1 洗净的柠檬切成片，把柠檬片装盘。

2 锅中倒入清水，放入花生，煮至花生熟软；再将煮熟的黑米倒入锅中，煮至食材熟烂，

3 揭盖，将冰糖、柠檬依次倒入锅中，搅匀，煮至冰糖完全溶化，将煮好的甜粥盛出即可。

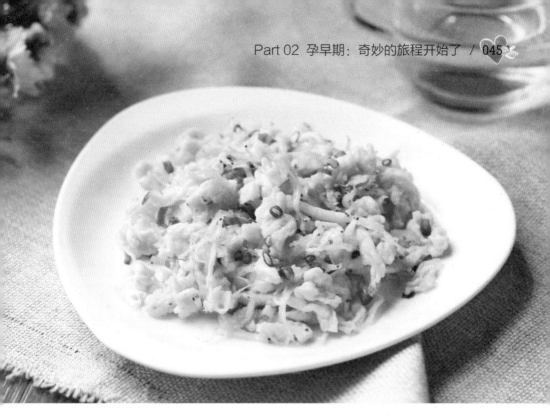

银鱼炒蛋

扫扫二维码
轻松同步做美味

▶▼ 原料
鸡蛋3个，水发银鱼50克，葱花少许

▶▼ 调料
盐、白糖、胡椒粉、食用油各适量

▶▼ 做法

1 把鸡蛋打入碗中，加入盐、白糖、银鱼，拌匀。

2 热锅注入食用油，烧至四成热，倒入蛋液，摊匀，炒熟。

3 放入葱花，撒上胡椒粉，炒匀，出锅盛入盘中即成。

🍀 关注孕期生活细节

进入孕2月，这时正是胚胎发育较关键的时刻，胚胎对致畸因素特别敏感，容易流产。因此孕妈妈在生活上要慎之再慎，绝不可滥用化学药品，或接触对胎儿有不良影响的事物。

▶▼ 孕吐是胎儿的自卫反应

怀孕后，在激素的影响下，女性体内的胎盘会分泌大量人绒毛膜促性腺激素，这会大大降低消化酶的活性，使孕妈妈出现晨吐等症状，不过，这种症状持续一段时间后会自然消失。

孕吐是身体保护腹中胎儿的一种本能。人吃五谷杂粮生百病，即是说，人们日常生活所吃的各种食物，常含有对人体有轻微损害的物质，通常不会对健康构成致命威胁。可对于孕妈妈就不同，她腹中弱小的生命不能容忍母体对这些毒素的无动于衷。因为这些毒素一旦进入胚胎，就会影响胎儿的正常生长发育，为了让孕妈妈提高警惕，胎儿就分泌大量激素，增强孕妈

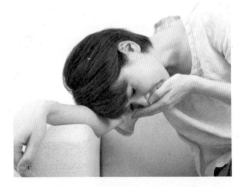

妈孕期嗅觉功能和呕吐中枢的敏感性，以便最大限度地将毒素拒之门外，确保自己的生长发育。

因此，早孕反应实际上是胎儿在向妈妈传递自己存在的信息，提醒妈妈要保护好自己。但需要提醒孕妈妈的是，如果孕早期呕吐严重，则要去医院检查是否有其他疾病。

▶▼ 戴穴位腕带可缓解孕吐

大约有3/4的孕妈妈都会在怀孕的某个阶段出现孕吐症状，而孕2月是最容易发生孕吐的阶段。完全避免孕吐症状的出现是很困难的，如果你不能通过饮食调理等方式来控制恶心和呕吐的严重程度，可以尝试一下戴穴位腕带来控制这种反应。

穴位腕带是一种柔软的棉质腕带，它最初是为预防人们晕船而设计的，但也能防止孕吐。孕妈妈佩戴时，应先将腕带在手腕上系紧，腕带上的塑料"扣"正好

轻轻地压在手腕内侧的内关穴（即在手掌面，向肩部方向的腕部绕手的横纹两寸处）上，这样会对大脑里的呕吐中枢起到抑制作用。孕妈妈也可以先向医生咨询佩戴新型的电子腕带，这种腕带看起来像手表，是利用微弱的电流刺激相应的穴位，促使内啡肽释放，以达到控制孕妈妈呕吐的目的，相对更安全。

▶▼ 早期尿频不可大意

从孕 2 月开始，部分孕妈妈可能会出现尿频尿急的现象，这是由于子宫逐渐增大，挤压到膀胱，使得膀胱的容量变小所造成的。出现这一症状时，孕妈妈不要过于担心，也不须特别治疗。因为孕 12 周后，子宫逐渐胀大上升至腹腔，对膀胱的压迫减少，频尿的症状自然就会消失。

虽然说孕妈妈早期出现尿频现象很正常，但也不能因此忽略了一些病理征兆。怀孕后，由于输尿管和膀胱的移位，使尿液积聚在尿路里，让细菌易于繁殖，容易发生尿路感染。如果孕妈妈小便时出现疼痛感，或尿急得难以忍受时，可以查一下尿常规，看看是不是患了泌尿系统感染等疾病，千万不要随便吃药。

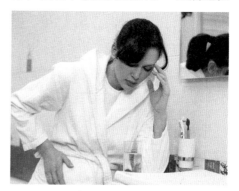

▶▼ 合理调适情绪

怀孕后，受黄体酮和雌激素等调节生殖期雌激素的影响，孕妈妈的情绪也可能变得多变。

孕期情绪波动最容易发生在孕期的最初12周。如果你正处在情绪波动的状态中，不必担忧，很多孕妈妈都跟你一样。等你理清了思路，并适应了激素水平的变化后，情绪波动的情况就会逐渐减少了。不过还是要及时提醒自己采取转移烦恼、宣泄积郁、积极社交等方式，保持一种平和恬静的心态。

孕妈妈的情绪可以影响胎儿的健康和性格，严重的情绪变化还会导致胎儿流产。因此，为了宝宝的健康和快乐，孕妈妈也应学会控制和平抚自己的情绪。从怀孕开始，孕妈妈就应多看一些有关怀孕与分娩方面的书，了解身体的变化情况，减轻焦虑与担心，怀孕后自然就能很好地调控情绪。

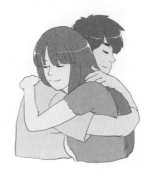

▼▼ **准爸爸的支持**

妻子怀孕，准爸爸是最操心的，可是准爸爸该怎么做呢？下面为您讲述怀孕2月准爸爸注意事项。

▶ 准爸爸要主动承担一些家务，减轻妻子的体力劳动消耗，保证她有充分的休息和睡眠时间。

▶ 准爸爸要温柔地体贴妻子，安抚她不安的情绪。

▶ 准爸爸要把房间布置得干净温馨，可以添置妻子喜欢的物品和张贴宝宝海报。

▶ 对有妊娠反应的孕妈妈，准爸爸要更加悉心关照，在妻子妊娠反应时多给予协助，为她准备可以接受的食物。

▶ 准爸爸要给妻子添置防辐射衣、电脑防辐射屏等用品，叮嘱妻子远离家中的辐射源，比如微波炉、电脑、电热毯等。

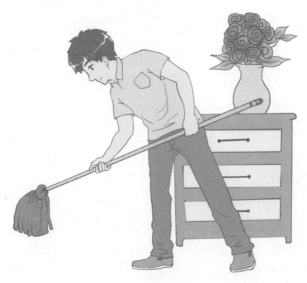

产检安排和提醒

在孕早期，孕妈妈要得知自己怀孕，可以自行通过早孕试纸检测得知，但为了慎重起见，在妊娠的第5~8周，也就是孕妈妈停经超过28天以上的时候，孕妈妈要到医院进行第一次详细检查，确认怀孕。

尿检验孕

尿检是一种常见的验孕方法。当受精卵在子宫内"安家"后，孕妈妈体内就会产生一种新的激素，称为人绒毛膜促性腺激素（HCG），它的作用是维持妊娠。这种激素在受孕10天左右就可以从尿液中检测出来。在医院做尿检，尿液中若检测出有人绒毛膜促性腺激素，即检查结果为阳性（＋），一般认为是怀孕了。

女性的尿道距离阴道口较近，如果不注意的话，尿液往往会被白带污染，不能真实地反应尿液的情况，所以在取尿样检查时必须将前段尿解掉，留取中间一段的清洁尿去化验，这样得到的结果比较真实。

抽血验孕

血液检查是目前最早也最准确的测试是否怀孕的检查方法。有些女性在怀孕初期HCG比较低，用试纸测出线条颜色比较浅，无法准确判断是否怀孕，这时应该到医院验血，通过分析HCG和黄体酮来判断是否怀孕。通常，可在同房后8~10天抽血检查。

抽血前一天晚上20点以后应该禁食，清晨不要吃东西，抽血前尽量减少运动，可以喝少量的水。

B超检查

B超即超声波检查，是孕2月检查的重中之重。孕5周以后及时做B超检查可以看到胎囊（即孕囊）位置及大小、胎心和胚芽。同时，B超还能监测有无胎心搏动及卵黄囊，是宫内妊娠还是宫外妊娠，是否有先兆流产或胎儿停止发育等情况，及时排除异常妊娠。

这次做B超检查需要憋尿。孕妈妈可以多喝几杯水，使膀胱充盈，能更好地看清子宫内的情况。注意衣着要宽松、易脱，以方便检查，节省时间。

孕妈妈安全"孕"动

　　孕妈妈可以通过放松紧张的颈部和肩部肌肉，来缓解早孕反应带来的疲劳，提高睡眠质量，带给自身和宝宝更多的舒适空间。同时，在休息之余也可以进行脚踝运动，以放松腿部，让孕期更轻松。

▶▼　肩颈运动

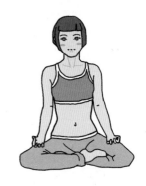

　　挺直腰背，双腿自然散盘，双手放到膝盖上，掌心向上，食指和拇指相触。

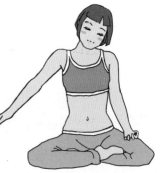

　　吸气，抬起右手，与身体呈45°角；呼气，头向左偏，左耳靠近左肩；再吸气，头回正中。重复此式3~5次后，呼气，放下手臂，头回正中，稍作休息。

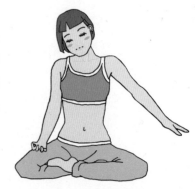

　　吸气，抬起左手，与身体呈45°角；呼气，头向右偏，右耳靠近右肩；吸气，头回正中。重复此式3~5次后，呼气，放下手臂，头回正中，稍作休息。

▶▼ 脚踝运动

Step1 双腿伸直坐于垫子上，双手支撑于臀部后侧，上半身向后倾斜。吸气，双脚脚尖勾起，同时膝盖用力向下压。

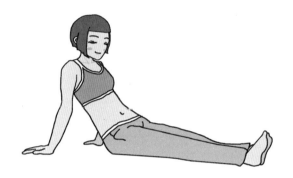

Step2 呼气，右脚脚尖用力向下压，吸气，左脚脚尖向内勾回；呼气，左脚脚尖用力向下压，吸气，右脚脚尖向内勾回。重复此练习3~5次后，稍作休息。

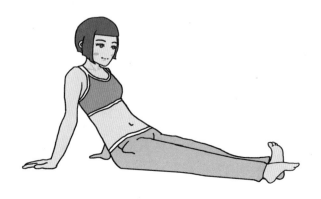

和准爸爸一起做胎教

孕2月是胚胎腭部发育的关键时期，导致胚胎发育异常和新生儿腭裂或唇裂的原因之一就是孕妈妈长期情绪过度不安或焦虑。因此，孕2月胎教的要点在于让孕妈妈保持豁达和轻松的心情，以保证胎儿健康快乐的地发育。

▶▼ 和准爸爸做"情绪胎教"

专家指出，从某种意义上说，能否诞生聪明健康的小宝宝在很大程度上取决于父亲。特别是在情绪胎教中，准爸爸所起的作用非常大。而情绪胎教，是通过对孕妈妈的情绪进行调节，使之忘掉烦恼和忧虑，创造清新的氛围及和谐的心境，再通过妈妈的神经传递作用，促使胎儿的大脑得到良好的发育的一种胎教形式。

如果孕妈妈在妊娠期情绪低落，显得高度不安，孩子出生后会出现智力低下、性情乖戾、容易激动等状况。因此，在胎教过程中，丈夫应倍加关爱妻子，让妻子多体会家庭的温暖，避免妻子产生愤怒、恐惧、忧伤、焦虑等不良情绪，使其保持心情愉快，精力充沛。此外，丈夫应积极支持妻子为胎教而做的种种努力，主动参与胎教过程。

同时，陪同妻子一起和胎儿"玩耍"，给胎儿讲故事，描述每天的工作和收获，让胎儿熟悉父亲低沉而有力的声音，从而产生信赖感。

▶▼ 将美的体验带给胎儿

生活处处充满了各种各样的美，人们通过各种功能器官来享受着这一切。美，能陶冶性格，净化环境，开阔眼界，具有奇妙的魅力。怀孕初期，胎儿初步的意识萌动已经建立。根据胎儿意识的存在，通过父母对美的感受而将美的意识传递给胎儿，也是一种有效的胎教方法。

生活中，准爸爸妈妈可以通过看、听、体会生活中一切的美，将自己对美的感受通过神经传导输送给胎

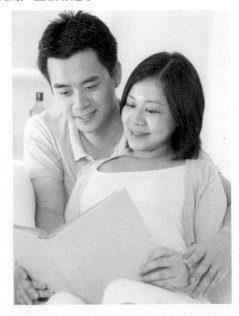

儿。如，准爸爸妈妈一起阅读一些优秀的作品和欣赏优美的图画。准爸爸妈妈可选择那些立意高、风格雅、个性鲜明的作品阅读，尤其可以多选择一些中外名著阅读。孕妈妈在阅读这些文学作品时一定要边看、边想、边体会，强化自己对美的感受，这样胎儿才能受益。有条件的话，准爸爸妈妈还可以看一些著名的美术作品，比如中国的山水画、西方的油画，在欣赏美术作品时，调动自己的理解力和鉴赏力，把生活中美的体验传导给胎儿。

▶▼ 借助大自然进行胎教

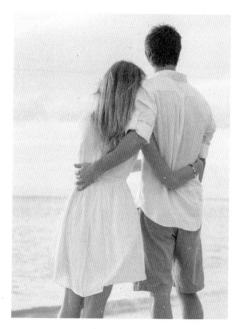

在我们生存的这片土地上，不管是神奇辽阔的草原，还是挺拔峻峭的高山、幽静神秘的峡谷、惊涛拍岸的河海，无不开阔着我们的胸襟，启迪着我们的思考，给我们带来美的享受和精神的升华。准爸爸可以陪孕妈妈欣赏美丽的景色，让孕妈妈产生出美好的情怀，将提炼过的感受再传递给胎儿，就使得胎儿也能受到大自然的陶冶。

大自然的色彩和风貌对促进胎儿大脑细胞和神经的发育也是十分重要的。孕妈妈可在工作之余，多到风景优美的公园及郊外领略大自然的美，把内心的感受描述给腹内的胎儿，如深蓝色的白云、翩翩起舞的蝴蝶、歌声悦耳的小鸟，以及沁人肺腑的花香等。胎儿都可以通过与孕妈妈的"心灵感应"体会这种美的感受。

这种教育使胎儿事先拥有了朦胧美的意识，孩子出生后一般也较其他婴儿聪慧、活泼，孩子与母亲的关系也会因此而倍感亲密。因此，怀孕期间通过大自然的影响对胎儿施加美的教育是一件非常有益的事情。

孕3月：腹中胎儿稳定了

孕3月，大部分孕妈妈已经停止孕吐，可是刚刚形成的胚胎对于外界的很多因素和刺激异常还很敏感，连接胎儿和母体的胎盘也还不稳定，因此，孕妈妈不要因为已经适应目前的身体状况，而忽视了自己身体的变化和生活中的一些小细节，以免不小心引发流产。

🍼 妈妈与宝宝成长周记

本月后期，宝宝已经有了人的雏形，是个"胎儿"了，而孕妈妈的身体外观变化可能依旧不大，不过孕期不适反应可能会进入巅峰期，尤其是在前2周，孕吐可能会非常严重。此时，孕妈妈需注意多休息，能吃就吃，但也不要勉强。

▶▼ 孕9周

孕妈妈身体变化：体重没有增加太多，但子宫已经增大近2倍，乳房也更加膨胀，乳头和乳晕颜色进一步加深。提供给胎儿的血液量在增加，输送给妈妈的血液相对减少，在站起来时可能会感觉到头晕目眩。

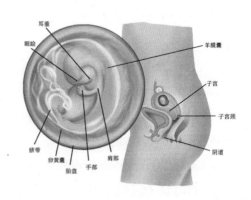

胎儿的发育情况：长尾巴逐渐变短，手和脚、骨头和肌肉纤维都在迅速发育和成长。面部器官已经明显。小胚胎长约2厘米，重约4克，形似红豆。

▶▼ 孕10周

孕妈妈身体变化：腹部的变化看起来不大，不过孕妈妈自己已经能感觉到了。情绪波动可能会很剧烈，可能刚才还在眉开眼笑，转眼间就会闷闷不乐，这是激素变化引起的。

胎儿的发育情况： 虽然身体比例还不太和谐，但已经能够辨认出人的形状了。大脑发育迅速，四肢开始变长，已经可以看到手指和脚趾了。内部器官大部分已成形，在接下来的时间会发育得越来越完整。

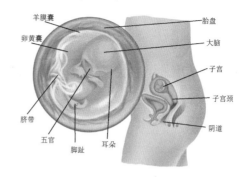

▶▼ 孕 11 周

孕妈妈身体变化： 血液循环加快，可能会时常感觉到口渴。早孕反应开始减轻，食欲逐渐增加。过不了多久，孕妈妈可能就会感觉到自己的腰围变粗了，体重也增加了约1000克。

胎儿的发育情况： 小尾巴不见了。胎儿的骨头开始形成，脊柱上面已经发育出了最初的肋骨。胎儿的颈部逐渐变得有力，鼻孔已经形成了，下巴开始慢慢变尖。

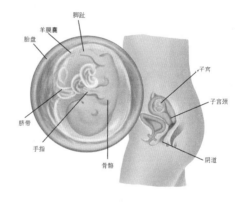

▶▼ 孕 12 周

孕妈妈身体变化： 脸和脖子上可能会出现黄褐斑，从肚脐到耻骨的地方可能会出现一条垂直的妊娠线。

胎儿的发育情况： 生殖器官开始发育。耳朵形成。眼皮长出了，但还不能睁开眼睛。手腕已成形，脚踝开始发育，手指、脚趾清晰可见。手、脚、头以及全身都可以在羊水中灵活地动了。

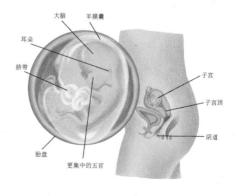

营养补充与饮食调整计划

孕妈妈一个人要负担两个人的营养及生活，已然不易。如果营养不足或食欲不佳，不仅很容易使自己体力不支，而且会严重地影响胎儿的身体与智力发育。因此，准爸爸及其家人要关注孕妈妈的营养问题，尽心尽力当好孕妈妈和胎儿的"后勤部长"。

▶▼ 主要补充镁和维生素 A

孕3月，孕妈妈通过饮食提高免疫力主要需从食物中补充镁和维生素A。因为镁不仅对胎儿肌肉的健康发育起着至关重要的作用，而且也有助于骨骼的正常发育。近期研究表明，孕期前三个月摄取的镁的数量关系到新生儿身高、体重和头围大小的发育。在绿叶蔬菜、坚果、大豆、南瓜、甜瓜、香蕉、草莓、葵花子和全麦食品中都很容易找到镁。

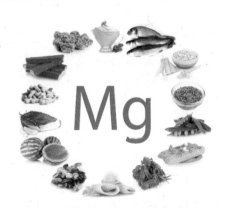

胎儿发育的整个过程都需要维生素A，它尤其能保证胎儿皮肤、胃肠道和肺部的健康。孕期的前三个月，胎儿自己还不能储存维生素A，因此孕妈妈一定要供应充足。红薯、南瓜、菠菜、苹果都含有大量的维生素A。

▶▼ 孕妈妈宜补钙

从本月开始胎儿的骨骼细胞开始发育，骨骼开始变硬，对此，孕妈妈要积极补充钙质，多吃一些含钙高的食物，如虾皮、豆制品、牛奶、奶制品、芝麻、银耳、芝麻、芝麻酱、雪里蕻、海带等食物。

在补充钙质的同时，搭配一些富含维生素D 的食物，可促进钙质的吸收。此外，孕妈妈多晒太阳，也能促进胎儿的骨骼发育。

▶▼ 孕妈妈不宜营养过剩

怀孕期间，良好的营养是必要条件。但物极必反，孕期摄取太多的营养，不但对母子健康不利，甚至有害。孕妈妈摄取过量主食，使热量超标，会导致孕妈妈过胖、胎儿过大。孕期肥胖可能引起孕期血糖过高，导致妊娠糖尿病；胎儿体重愈重，难产发生率愈高。

判断孕妈妈是否营养过剩最简便、最常用的指标就是测量体重。怀孕期间每月量体重至少1次。孕前体重正常的女性，妊娠后的前3个月内体重可增加1.1~1.5千克；3个月后，每周增加0.35~0.40千克，至足月妊娠时，体重比孕前增加10.0~12.5千克。如果体重增加过快，应及时咨询产科医生，并在医生的指导下调整饮食结构。

▶▼ 孕妈妈慎用补药

在孕期，孕妈妈经常会觉得体虚乏力，周身不适，或者担心自己的营养摄入不足，而盲目服用一些昂贵补品，这是不必要且危险的。

很多补药都含有激素物质，或者具有行气散瘀、活血清热等作用，一旦服用不当，很容易造成便秘、阴道出血、流产、早产、死胎等情况。

一般的孕妈妈只要通过产前检查证明一切指标正常，就没必要再吃补品。即便出现了一些体征异常的现象，孕妈妈也要在医生的指导下服用专门的药物，或者用日常食补的方式进行治疗，切勿自行服用补药。

▶▼ 孕妈妈不宜强迫进食

如果孕妈妈不愿意吃某类食物，就不应强迫孕妈妈进食，而应根据孕吐的症状，对日常饮食做出相应调整，以适应腹中胎儿生长发育的需要。

营养学家主张孕妈妈的饮食应以"喜纳适口"为原则，尽量满足其对饮食的嗜好，避免食用可能会让她觉得恶心的食物或气味。如果孕妈妈吃什么都会觉得恶心，不要着急，可以吃那些能提起孕妈妈胃口的东西，哪怕这些食物不能让孕妈妈达到营养均衡也没关系。不管什么东西，多少吃进去一点，总比不吃要好。

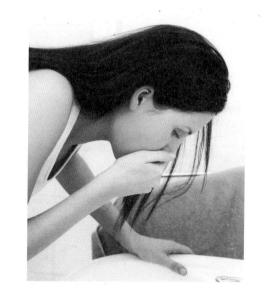

营养食谱
推荐

胡萝卜西红柿汤

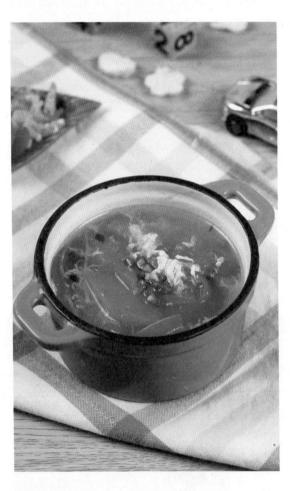

▶▼ **原料**

胡萝卜30克，西红柿120克，鸡蛋1个，姜丝、葱花各少许

▶▼ **调料**

鸡粉2克，盐少许，食用油适量

▶▼ **做法**

1 洗净去皮的胡萝卜用斜刀切段，再切成薄片。

2 洗好的西红柿切开，改切成片；鸡蛋打入碗中，拌匀，待用。

3 锅中倒入适量食用油烧热，放入姜丝，爆香。

4 倒入胡萝卜片、西红柿片，炒匀，注入适量清水，用中火煮3分钟。

5 加入适量盐、鸡粉，搅拌至食材入味，倒入备好的蛋液，至蛋花成形。

6 关火后盛出煮好的汤料，装入碗中，撒上葱花即可。

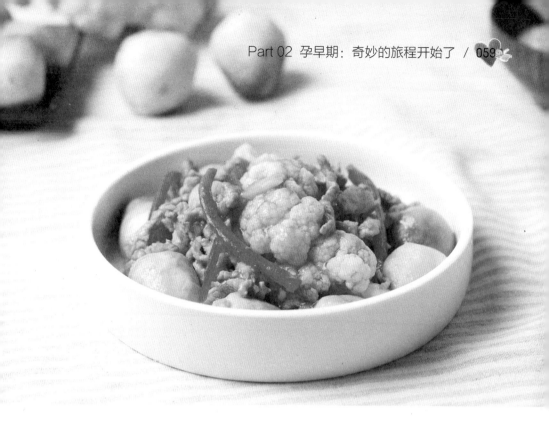

草菇花菜炒肉丝

扫扫二维码
轻松同步做美味

▶▼ **原料**

草菇70克，红彩椒20克，花菜180克，猪瘦肉240克，姜片、蒜末，葱段各少许

▶▼ **调料**

盐3克，生抽4毫升，料酒8毫升，蚝油、水淀粉、食用油各适量

▶▼ **做法**

1 洗净的草菇对半切开，彩椒切粗丝，花菜切小朵，装盘备用。

2 猪瘦肉切片，再改切成丝，装碗，加入料酒、盐、水淀粉，拌匀，再加入食用油，腌渍10分钟至其入味，备用。

3 锅中注水烧开，加入少许盐和料酒，倒入草菇，稍煮片刻，加入花菜、少许食用油续煮；倒入彩椒，略煮片刻，捞出所有食材，沥干水分待用。

4 用油起锅，倒入肉丝炒至变色，放入姜片、蒜末、葱段，炒香，加入焯煮好的食材，炒匀。加入盐、生抽、料酒、蚝油、水淀粉，翻炒至入味。

5 关火后盛出装盘即可。

💗 关注孕期生活细节

孕3月是一个非常特殊的时期。因为，刚刚形成的胚胎对于外界的很多因素和刺激异常敏感，所以，孕妈妈一定要在生活中遵守"纪律"，倍加呵护自己。

▶▾ 孕妈妈要多晒太阳

晒太阳对孕妈妈很重要，因为人体内的维生素D是皮肤内7-脱氢胆固醇在紫外线照射下生成的。孕妈妈如缺乏维生素D，不仅会给孕妈妈带来严重的健康问题，而且会影响胎儿的正常发育。

一般来说，孕妈妈每天要在室外晒太阳半小时左右，皮肤生成的维生素D即可满足孕妈妈的生理需要。孕妈妈晒太阳，最好选择在上午或午后，要避开正午阳光以免晒伤皮肤。在阳台上晒太阳也可以，但必须打开玻璃窗，因为紫外线不能穿透普通玻璃。

▶▾ 孕妈妈注意清洁外阴

孕妈妈要注意每天的外阴清洁工作。在孕期，孕妈妈的外阴变得更加柔弱，分泌物增多，如果不注重清洁，很容易出现感染，进而影响到胎儿的健康。在清洁外阴时，最好用流动的清水，水温不要过热，不要使用阴部清洗剂，直接用水清洗即可。

清洁后，要换上干净的内裤，因此，内裤要每日更换。

▶▾ 孕妈妈不宜戴隐形眼镜

很多女性可能有戴隐形眼镜的习惯，然而，怀孕后由于激素和循环血容量的变化，孕妈妈眼角膜的含水量会变得比常人高，若戴隐形眼镜，容易因为缺氧导致眼角膜水肿，从而引发角膜发炎、溃疡。另外，一旦隐形眼镜不洁，极易滋生细菌，造成眼角膜发炎。

因此，为了孕期眼部健康，孕妈妈怀孕后不宜再戴隐形眼镜。

▶▾ 避免过度劳累

怀孕初期胎儿尚不稳定，孕妈妈要避免过于劳累，不管是身体上或心理上，都应该保持轻松愉快。尽量不要搬重物，也不要长时间的工作，更不能熬夜加班，否则很容易会有流产的危险。

▶▼　让办公室生活更轻松

　　孕妈妈不要怕麻烦、张扬，尽量使办公室生活轻松惬意一些，这样对安胎较为有利。孕妈妈可以在办公室为自己准备一些靠垫、薄毯、午睡枕、小毛巾、呕吐袋、小零食等。只要将这些物品码放整齐，及时收起，就不会给正常的办公秩序造成不便。

　　此外，在工作中，孕妈妈要多站起身活动，上个厕所，接点儿开水，或者做一些简单的孕期体操，都能使身体和情绪得到放松。孕妈妈还可以多和同事交流孕期感受，尤其是有过生育经验的同事，不仅能够借鉴很多经验，消除顾虑，还能使不良情绪和压力得到排遣。

▶▼　职场孕妈妈要学会减压

　　怀孕后，因为对住房、收入、照料婴儿等问题的担心，很多孕妈妈心理上会出现高度紧张的情况。这些不良心态致使孕妈妈情绪不稳定，依赖性强，甚至会表现出神经质，对孕妈妈及胎儿都十分不利。而且怀孕时如果压力过大，孕妈妈体内会大量释放出一种激素，容易导致自发性流产。

　　出现这种问题时，孕妈妈自己其实就是心理医生，只要采取积极的心理暗示，很多心理问题就能迎刃而解。同时，孕妈妈还可以通过对生活的调整来缓解压力。如合理安排自己的生活，让自己有时间去做放松的事情。适当运动、沉思、按摩疗法、深呼吸锻炼甚至看书等都可以让自己放松。

　　另外，孕妈妈要平衡工作和休息时间，每日工作时间不应超过8小时，并应避免上夜班。工作中感到疲劳时，在条件允许的情况下，可稍稍休息10分钟左右，也可到室外、阳台或楼顶呼吸新鲜空气。在节假日，做一些自己喜欢的事情，或外出走走，放松身心。

▼▼ 准爸爸的支持

孕育，虽然主要是由孕妈妈来完成的，但这不仅仅是孕妈妈个人的事，丈夫也应该积极参加，主动配合，才能做到优生优育。那么，丈夫应该如何配合妻子做好分内的事呢？

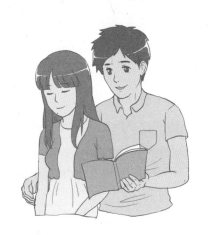

▶ 丈夫在思想上明确地树立爱妻子、爱胎儿的观点。做到全心全意，不辞辛苦，任劳任怨，全力保护，努力为妻子和胎儿服务。

▶ 丈夫应该经常主动地为怀孕的妻子提供富有营养并适合妻子口味的食物。以保证妻子摄入足量的蛋白质、糖类、维生素，适量的不饱和脂肪酸、碘和锌等。

▶ 在妻子怀孕之后，丈夫要时刻注意控制自己的情绪，保持情绪稳定，即使遇到任何不愉快的事情，都不要发脾气，不让妻子受精神刺激。

▶ 孕3月一部分孕妈妈会出现尿频现象，你可以在卧室通往厕所的走道中留一盏小小的灯，好让孕妈妈夜起更方便、安全。

💙 产检安排和提醒

虽然在之前做过血检、尿检验孕以及B超检查，但真正意义上的第一次产检通常安排在孕6~13^{+6}周。这次产检的检查项目多且全面，结果出来后，各项指标符合，可在医院建档，方便后续系统的产前检查。

▼▼ 做好检查准备

检查时，医生会详细询问孕妈妈的相关情况，包括孕妈妈的年龄、职业、月经史、孕产史、避孕情况、疾病史、药物过敏史、生活习惯，以及准爸爸的健康情况和双方的家族遗传病史等。孕妈妈和准爸爸可以提前仔细考虑一下这些问题，会帮助你向医生提供更全面和准确的信息，保证母婴健康。

另外，孕妈妈第一次产检可能需要抽血，最好空腹，并备点小零食，以便抽血完成后及时补充能量。

▶▼ **产检基本项目**

本月产检时，医生一般会测量孕妈妈的身高、体重、血压、宫高、腹围，给孕妈妈进行全身各系统的体格检查，并核对孕周。如果怀孕超过12周，医生会听胎儿的胎心音。

另外，可能还会有一系列的实验室检查，包括血型（测ABO血型和Rh血型）、血常规、尿常规、肝功能、甲状腺功能、乙肝、丙肝、地中海贫血、微量元素、TORCH全套、心电图、梅毒和艾滋病检查等。

当然，并不是所有的检查都需要做，具体情况可在医生的建议下进行。高龄孕妈妈或有过流产史的孕妈妈尤其要重视孕早期的一系列检查，以排除异常妊娠情况。

▶▼ **关注 NT 早期排畸**

NT早期排畸检查，即胎儿颈项透明带厚度检查。通过B超测定颈项透明带厚度，可以早期排查胎儿畸形，并及时予以干预。

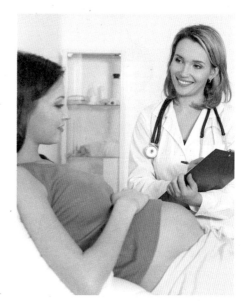

一般，绝大多数正常胎儿都可以看到此透明带，厚度小于3.0毫米为正常，大于3.0毫米即为异常，提示可能出现唐氏儿，那么就一定要做好唐氏筛查或者羊水穿刺的检查，以进一步排查畸形。当然NT值也不是越小越好，只要在参考范围内，不要高于或过于接近临界值，都是正常的。

为了确保结果的准确性，建议孕妈妈在孕11~13^{+6}周时再做这项检查。

孕妈妈安全"孕"动

孕早期，胎儿还未稳定，孕妈妈的各项活动尤其需要小心。孕期体重增加是孕期重要且明显的生理变化，经常练习下面动作可以缓解由于体重的增加而给身体带来的不适感。

挺直腰背，双腿自然散盘，双手放到膝盖上，掌心向上，食指和拇指相触。

将右手指腹撑在右臀部旁的垫子上。吸气，左手伸直高举过头顶。

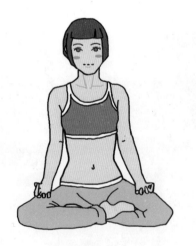

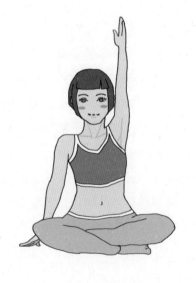

Step3

呼气，身体稍向左侧弯曲，保持 3~5 次呼吸；吸气抬起上半身。呼气，放下手臂，稍作休息，再做另一边。

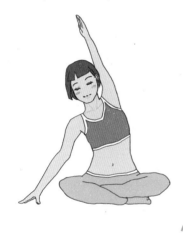

Step4

将左手指腹撑在左臀部旁的垫子上。吸气，右手伸直高举过头顶。

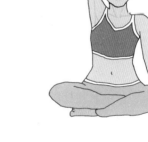

Step5

呼气，身体稍向右侧弯曲，保持 3~5 次呼吸。吸气抬起上半身。呼气，放下手臂，稍作休息。

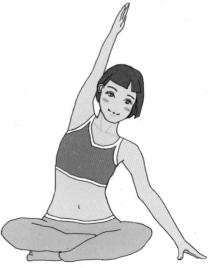

💭 和准爸爸一起做胎教

孕3月，是胚胎各器官分化的关键时期，到月末胎儿的雏形已经具备，非常适宜开展胎教训练。夫妻双方要配合，给肚子里的宝宝创造一个良好的氛围，让宝宝生活在充满爱与信任的世界里。建议年轻的准爸妈们，在繁忙的工作之余，尽量多地创造两人与腹中宝宝在一起的时间。

▶▼ 每天跟准爸爸打招呼

孕妈妈每天有很多时间可以跟胎儿交流，而准爸爸则不具备这样的优势。为了让胎儿尽早熟悉准爸爸的声音，建立起初期的父子感情，让宝宝在更融洽、更温馨的氛围中成长，孕妈妈可以每天替胎儿跟上下班的准爸爸打招呼。如准爸爸要出门了，孕妈妈可以说："宝宝，你爸爸要出门了，我们跟他再见，让他路上注意安全。"准爸爸则可以说："听见了，谢谢宝宝，爸爸要出门了，会很惦记你，咱们晚上见！"

等到准爸爸回家时，孕妈妈又可以说："宝宝你看，爸爸回来了，正等着你跟他打招呼呢，咱们问问爸爸今天工作怎么样，累不累啊，有没有想咱俩？"准爸爸可以说："爸爸今天有点儿辛苦，不过一想到宝宝和妈妈，就不觉得累了，一直想快点儿回到你们俩身边呢。"

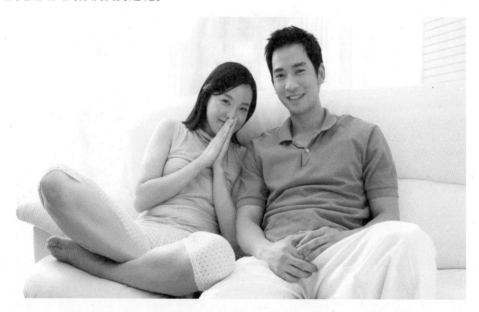

▶▼ 把好心态传递给胎儿

孕妈妈的情绪如何，既关系到自身的健康，也关系到下一代的生长发育。孕早期，早孕反应剧烈，孕妈妈的情绪很难不被身体上的不适所影响，此时孕妈妈就要注意控制自己的情绪，尽量保持良好的心理状态，积极面对早孕反应，多替胎儿着想，尽量想办法宣泄出自己的情绪，可以由着性子多做一些自己喜欢的事情，只要身体不觉得是负担即可。

唱歌、看书、看电影、和闺蜜聚会、去人少的地方逛街等都是很好的放松方式，通过这样的方式，帮助自己排解烦恼和忧愁，保持平静、自信的好心态。这样才能让宝宝也感受到妈妈的好心情，从而茁壮成长。

▶▼ 多听《献给爱丽丝》

《献给爱丽丝》是贝多芬中年时期创作的一首钢琴曲，是贝多芬献给他的好朋友爱丽丝的一首明快、美好的乐曲。

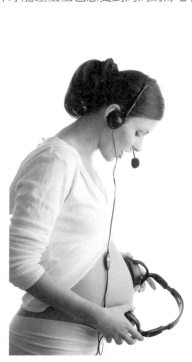

孕妈妈也可将这首洋溢着热情和快乐情绪的乐曲献给胎儿，让曲调中那些亲切、流畅、明快、取悦、畅想、分享、深情的情愫感染自己，也感染胎儿。其中不断反复出现的带有问候和赞赏味道的曲调，不正像是孕妈妈对宝宝生命的赞叹，对宝宝茁壮成长的期盼的真实写照嘛。

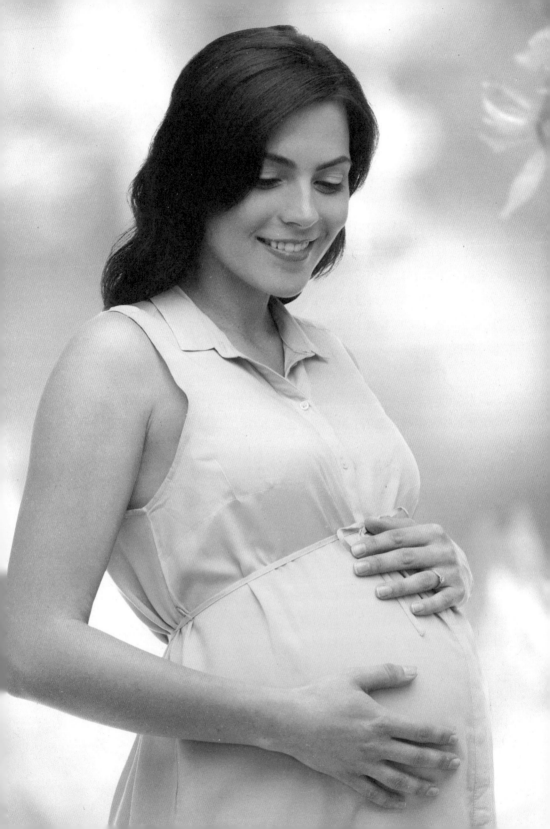

Part 03

孕中期：
享受与宝宝的互动

随着孕程的推进，胎儿已经度过了发育中最危险的时期，开始进入一个较为安全的阶段。与此同时，孕妈妈也进入了一个相对舒适的时期，孕妈妈在享受怀孕时刻时，对孕中期的保健也同样不可小觑。本章就孕中期 4 个月的饮食、生活、产检、运动和胎教内容进行详细的介绍，和孕妈妈一起享受孕期的幸福时光。

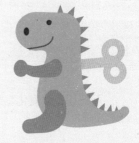

孕4月：腹部渐渐隆起

孕4月，胎盘已形成，所以流产的可能性明显减少。现在孕妈妈的腹部开始变大，胎动也出现了，拥有一个宝宝的梦想似乎近在咫尺。但孕妈妈仍要细心注意生活中的种种变化，准爸爸也要多多关心，做好孕期保健工作。

💗 妈妈与宝宝成长周记

随着孕妈妈心情和食欲的改善，胎盘的完成，孕妈妈能提供给胎儿的营养越来越多，以满足胎儿的快速发育。此间，胎儿的脑部和身体各器官仍在继续发育，在本月末前后，宝宝的身体各部位几乎都发育成形了。

▶▼ 孕13周

孕妈妈身体变化：乳房迅速增大，腹部和乳房的皮下弹力纤维断裂，在这些部位出现了暗红色的妊娠纹。这时可以进行适当的锻炼和按摩，以促进局部血液循环，增加皮下弹力纤维的弹性。

胎儿的发育情况：脖子完全成形，并能支撑头部运动。胎儿条件反射能力逐渐增强，已能对子宫外的声音刺激有反应了。手指可与手掌相握，脚趾和脚底可以弯曲。眼睛开始突出，两眼的距离拉近。

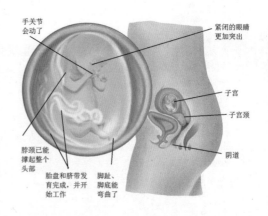

手关节会动了

紧闭的眼睛更加突出

子宫

子宫颈

脖颈已能撑起整个头部

胎盘和脐带发育完成，并开始工作

脚趾、脚底能弯曲了

阴道

▶▼ 孕14周

孕妈妈身体变化：阴道分泌物开始增多，应注意保持外阴部的清洁。肤色和体型都有了变化,这时候更应注意仪容。很多孕妈妈的发质比以前更好了。

胎儿的发育情况: 身长约 10 厘米,重约 28 克,看起来更像一个小人儿了。胎儿的皮肤上出现了一层细软的绒毛,这层绒毛在宝宝出生后会消失。

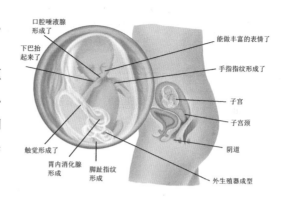

口腔唾液腺形成了
下巴抬起来了
触觉形成了
胃内消化腺形成
脚趾指纹形成
能做丰富的表情了
手指指纹形成了
子宫
子宫颈
阴道
外生殖器成型

▶▼ 孕 15 周

孕妈妈身体变化: 牙龈多有充血或出血,若不注意口腔卫生,可能还会有牙龈炎。胃口好了很多,腹部渐渐膨大,可以考虑穿孕妈妈装了。

胎儿的发育情况: 胎儿开始顽皮起来,能够在妈妈的肚子里做不少事情了,皱眉头、摸脸,或许还能吮吸手指。生殖器官已成形。

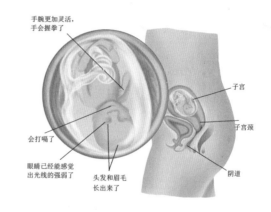

手腕更加灵活,手会握拳了
会打嗝了
眼睛已经能感觉出光线的强弱了
头发和眉毛长出来了
子宫
子宫颈
阴道

▶▼ 孕 16 周

孕妈妈身体变化: 腹部继续隆起,体重持续上升,乳房比以前大而柔软,深色的乳晕很清晰。敏感一些的孕妈妈偶尔还能感觉到子宫在蠕动,胃里发出细小的咕噜声,这是胎动。在未来的一段时间,胎动会越来越明显。

胎儿的发育情况: 身体和头部的生长逐渐均衡起来,胳膊和腿基本发育完成。而且,胎儿会打嗝了。产检时,医生会看到孕妈妈的腹壁上发出阵发性和规律性的跳动。

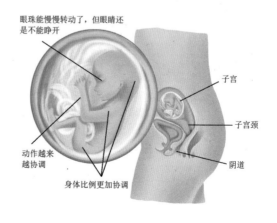

眼珠能慢慢转动了,但眼睛还是不能睁开
动作越来越协调
身体比例更加协调
子宫
子宫颈
阴道

营养补充与饮食调整计划

从孕4月开始，胎儿开始进入迅速生长发育的阶段，每天需要大量营养素，孕妈妈应关注饮食和营养摄取，尽量满足胎儿及自身营养素存储的需要，避免因营养不良或缺乏而给自己和胎儿造成不良影响。

▶▼ 重点补充蛋白质

进入孕4月，为满足胎儿的迅速生长发育，以及孕妈妈子宫、胎盘、乳房生长的需要，孕妈妈要重点补充蛋白质。此时要比孕早期每日多补充20克左右，其中动物蛋白质的含量要占全部蛋白质的一半以上，因此孕妈妈要多吃鸡蛋、奶制品、禽畜肉类、鱼类等食物。但同时也要兼顾荤素搭配，不能一味吃肉，否则会导致营养失衡，引起器官的损伤。

▶▼ 坚持补钙

进入孕中期后，胎儿进入迅速生长的阶段，孕妈妈对钙的需求量也在增长。这个时候，孕妈妈每天需要1000~1500毫克的钙，除去从食物中获取，还需额外地补充600毫克左右。这时，孕妈妈应该在医生指导下每天服用钙剂，但不能超标。

孕妈妈也不要放弃以饮食为主的补钙途径。多吃豆腐、鸡蛋、虾、沙丁鱼、小鲱鱼干及适量海带或海白菜等。骨头汤中的钙含量较丰富，烹饪过程中添加少许醋，更利于钙的吸收。从第4个孕月起，孕妈妈最好每天喝250克的牛奶、孕妈妈奶粉或酸奶，使摄钙量至少达到800毫克。

此外，孕妈妈还要多晒太阳，特别是冬春季怀孕的孕妈妈。这样，会使身体摄取充足的维生素D，使身体对钙的吸收能力加强，让胎儿的骨骼和牙齿发育得更结实，消除引起先天佝偻病和龋齿的因素。另外，如果在晒太阳时做一些适度运动，效果将会更好。

▶▼ DHA 和 EPA 适量补充

DHA和EPA即二十二碳六烯酸和二十碳五烯酸，有优化胎儿大脑锥体细胞膜磷脂构成成分的作用，随着胎儿神经元的增长，对这两种物质的需求也会不断增多。

因此，孕妈妈要多吃海产品，或直接遵照医嘱服用专门的DHA和EPA营养制剂，同时搭配一些高蛋白和高钙的食物，如豆腐、牛奶、豆浆、鸡蛋等，可以提高吸收率。

▶▼ 需少吃精制主食

所谓精制主食，就是将米、面粉等食物经过多道加工程序，制成精制米或精制面粉，比如免淘米，而米和面的加工越细，出粉率就越低，谷物的营养物质无机盐及B族维生素的损耗就越多，会导致维生素B_1缺乏症。维生素B_1是参与人体物质和能量代谢的重要物质，如果孕妈妈缺乏维生素B_1，就会使胎儿易患上先天性的脚气病，以及吸吮无力、嗜睡、心脏

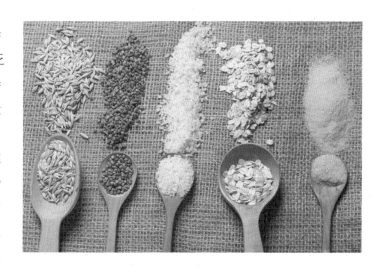

扩大、心力衰竭、强制性痉挛，还会导致出生后的死亡。

因此，为了孕妈妈自身和胎儿的健康，孕妈妈在孕期应少吃精制主食，增加饮食中粗粮的比例。

▶▼ 保证膳食纤维的摄取

怀孕后由于胃酸减少，体力活动减少，胃肠蠕动缓慢，加之胎儿挤压肠部，使肠肌肉乏力，以及食物过于精细或偏食、食入粗纤维过少等原因，孕妈妈常常出现胀气和便秘的情况，严重时可发生痔疮，因此孕期摄取适量的膳食纤维，可保证孕期消化功能与吸收功能正常，从而有利于胎儿的生长发育。

膳食纤维具有刺激消化液分泌、加速肠蠕动、促进肠道内代谢废物的排出、缩短食物在消化道通过的时间等作用。而且粗纤维在肠道内吸收水分，使粪便松软，容易排出，也能减轻孕期便秘症状。含有丰富纤维素的食物有糙米、全麦食品、绿叶蔬菜等，孕妈妈可根据需要进食这类食品。

扫扫二维码
轻松同步做美味

牛奶洋葱汤

▶▼ **原料**

洋葱60克，牛奶150毫升

▶▼ **做法**

1 洗净的洋葱切成丝。

2 奶锅中注入牛奶，煮沸。

3 再加入洋葱，煮至熟软，盛出
即可。

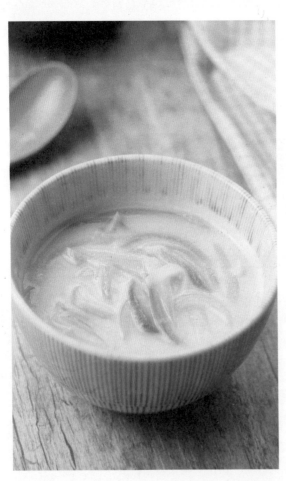

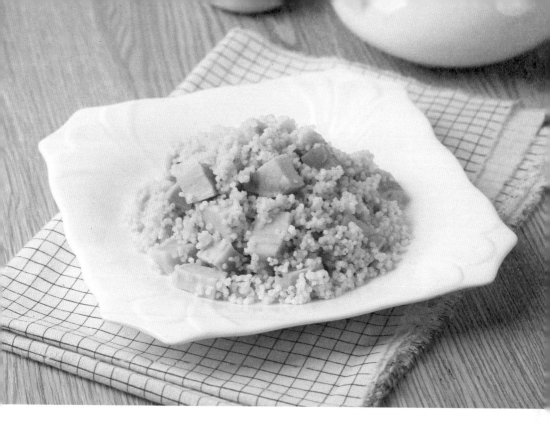

小米蒸红薯

扫扫二维码
轻松同步做美味

▶▼ **原料**

水发小米80克，去皮红薯250克

▶▼ **做法**

1 红薯切小块。

2 将切好的红薯块装碗，倒入泡好的
小米。

3 搅拌均匀。

4 将拌匀的食材装盘。

5 备好已注水烧开的电蒸锅，放入食材。

6 加盖，调好时间旋钮，蒸30分钟至熟。

7 揭盖，取出蒸好的小米和红薯即可。

关注孕期生活细节

进入平稳的孕中期，孕吐反应已经消失，但日渐隆起的腹部也给孕妈妈的日常生活带来不少不便，所以，孕妈妈仍然不能放松警惕。

注意口腔卫生

在孕4月，牙龈炎和蛀牙容易困扰孕妈妈，孕期不注重口腔清洁卫生，或孕前就患有牙齿疾病的孕妈妈更容易患上牙龈炎和蛀牙。对此，孕妈妈要坚持做好定期的口腔清洁工作，夜间不要进食，每次进食后都要刷牙漱口，刷牙时力道要轻柔，以免碰伤脆弱的牙龈。

经常改变姿势

进入孕中期，孕妈妈由于腹部不断增大，压迫神经，加重腰椎负担，很容易产生腰酸背痛的毛病。这样的不适症状是无法预防的，大部分的孕妈妈都会出现这种情况。因此，孕妈妈在生活中要避免长久地保持同一个姿势不变，至少每30分钟要变换一下姿势；或做一些腰腹部、背部的伸展运动，避免长久站立和坐卧，也不要提重物；在变换姿势的时候，尽量先找寻支撑点支撑住身体的大部分重量，再进行姿势的变换，因此孕期的身体动作一定要轻缓；或者经常用热毛巾敷腰部和背部，都能缓解腰酸背痛。

避免过于频繁的身体振动

这里所说的振动，是指孕妈妈在搭乘火车、公交车时所产生的长时间的较为集中的频繁身体振动，或因跑、跳以及突发的外力因素而导致的频繁的身体振动。这是因为，胎儿只能接受来自孕妈妈子宫的有规律的收缩振动，如果不是这样的有规律的轻微的振动，而是较重的无规律的频繁振动，这对胎儿来说是一种不良刺激，会致使胎儿的大脑发育不良。

因此，孕妈妈要避免给胎儿长时间的振动刺激，外出旅游最好乘坐汽车和飞机，乘坐汽车也要避免较为颠簸的路途，平时上下班乘坐公交车的时间也要控制在1小时之内，否则就要考虑由准爸爸或家人开车接送孕妈妈上下班。

远离人群聚集地

即便进入了孕中期，孕妈妈也还是要注意孕期安全和护理，少去人群聚集的地方，保护好胎儿的健康比什么都重要。如果孕妈妈经常去人群密集地活动，孕妈妈会将很多细菌和病毒通过皮肤或衣物的接触带回家，不仅破坏了室内卫生，还会增加感染上肝炎、风疹、流感病毒、皮肤病的可能性，这些细菌和病毒会通过胎盘的血液循环进入胎儿体内，导致胎儿患上各种先天性疾病，还会造成流产、死胎等严重后果。

此外，在人群密集地，如车水马龙的拥挤街道、大型购物中心等场所，空气中的一氧化碳、二氧化碳和尼古丁的含量很高，孕妈妈长期吸入大量有害气体，会对胎儿造成先天性的损伤，容易生出痴呆儿等不健康的宝宝。

▶▼　**每天用温水洗澡**

随着怀孕进程继续向前推进，皮下脂肪和汗液的分泌量会增多。如果汗腺被堵塞，就容易导致各种皮肤疾病，所以，孕妈妈要经常洗澡。

此时，孕妈妈激素的分泌有所变化，阴道内酸度降低，阴道内分泌物会增加，这使得孕妈妈的阴道容易被感染。所以，为了自己的身体健康着想，必须保持身体卫生，每天坚持用温水洗澡，勤换内衣裤。

▶▼　**适度过性生活**

怀孕中期，胎盘已形成，妊娠较稳定，早孕反应也过去了，孕妈妈的性欲也会相应地增强，这时可以适度地过性生活了。国内外的研究都表明，孕期夫妻感情和睦恩爱，性生活和谐，孕妈妈心情愉悦，能有效促进胎儿的生长和发育，生下来的孩子反应敏捷，而且身体健康。但性生活也不是多多益善，须合理安排，对性交姿势与频率也要加以注意，避免对胎儿产生不良影响。

孕中期适度的性生活可以使夫妻双方精神和躯体得到放松，需要注意

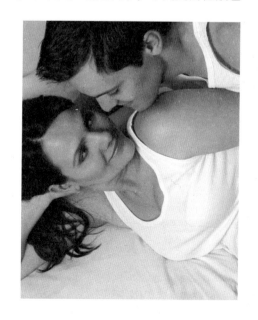

的是，动作要轻柔，且不要刺激乳头。孕中期性生活以每周1~2次为宜，性交时可采取夫妻双方习惯和舒适的姿势，但要注意不要压迫腹部，体位可采用前侧体位、侧卧体位、前坐体位或后背体位。准爸爸不要刺激孕妈妈乳头。孕妈妈也要注意自我调节，不要过度兴奋，以免诱发流产。

▶▼ 准爸爸的支持

告别了孕早期，孕妈妈迎来了感觉稍许舒服一点的孕中期。这段时间，孕妈妈显得比较有活力，可以感觉到胎动。这时，准爸爸需要注意以下几点，让孕妈妈生活得更舒适。

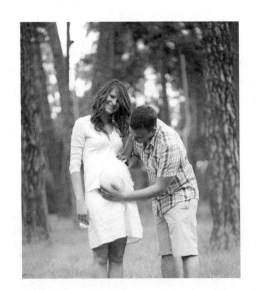

▶ 每天陪妻子到附近的公园或绿地广场散步，呼吸新鲜空气，并督促妻子多晒太阳。

▶ 和妻子一起阅读孕产书籍，找些轻松的节目共同参与，丰富妻子的孕期生活。

▶ 挑选舒适的平跟鞋和漂亮的孕妇装送给妻子当礼物，让妻子感受到你的爱意。

▶ 按时陪妻子做产检。

❤ 产检安排和提醒

进入怀孕中期，由于子宫增大明显，孕妈妈的身体状况也会发生很大的变化，这时可能会出现一些特有的妊娠疾病，要注意预防。

▶▼ 孕中期开始每月一次的产检

整个孕中期，即孕13~28周，孕妈妈要每月进行一次产前检查，即应在孕16、20、24、28周时分别进行一次产前检查，检测胎儿的发育情况和孕妈妈的健康状况。每次产检时，孕妈妈都要注意穿上宽松易脱的衣服，带上母婴手册、医保卡、诊疗卡等，医生会将每一次的产检情况都记录在母婴手册上。

▶▼　产检基本项目

在产检时，孕妈妈都要和医生确定好下次产检的时间和注意事项，严格遵从医生的意见，及时调整不良的饮食和生活习惯。除去常规的身高、体重、血压、胎心音、宫高、腹围、血常规、尿常规、肝肾功能等检查之外，还应注意唐氏筛查，以尽早检测出胎儿可能患有的各种疾病。

▶▼　重视唐氏筛查

唐氏筛查是唐氏综合征产前筛选检查的简称，是孕妈妈必做的排畸检查项目。唐氏综合征又称为先天愚型，是一种染色体异常导致的疾病。

一般来说，在孕14~19^{+6}周，孕妈妈的产检日程会安排进行一次唐氏筛查。唐氏综合征的检测结果是用危险性的数值来表示的，通常需要1周的时间才能得出，如果危险性数值低于1∶270，就表示胎儿患唐氏综合征的概率较低，基本是安全的，否则就表示高度危险。如果孕妈妈处在高度危险中，还可以选择进行羊膜穿刺，来更准确地评估危险性。

年龄在35岁以上或有过异常分娩史的孕妈妈，则要咨询医生，是否要做羊膜穿刺进行更准确的唐氏筛查。

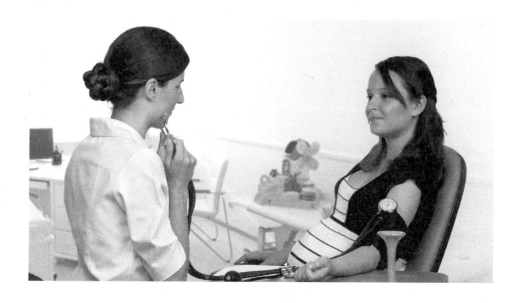

孕妈妈安全"孕"动

进入孕中期后，孕妈妈的肚子会迅速增大，此时，孕妈妈宜多进行训练下肢、腰背肌肉量，以及身体平衡性的体位练习，以增强对日益增大的腹部的支撑力。

▶▽ 手臂伸展式

Step1 挺直腰背，双腿自然散盘，双手放到膝盖上，掌心向上，食指和拇指相触。吸气，双手前平举，掌心向下。

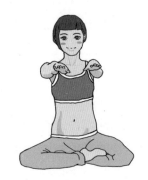

Step2 呼气，双臂向左右打开，侧平举，指尖向上翘起。

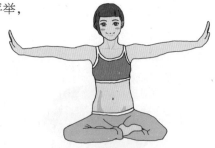

Step3 保持自然的腹式呼吸，将手臂伸直，从前向后旋转3圈，再从后向前旋转3圈。呼气，恢复到起始姿势，稍作休息。

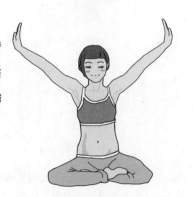

▶▼　　孕妈妈体操

　　孕妈妈体操可从孕中期开始，每天坚持练习，动作要轻柔，运动量以不感到疲劳为宜。孕妈妈可以有选择性地进行练习，也可逐一进行。做操时可以放些优美、舒缓的音乐，帮助调节情绪。

　　在做孕妈妈体操之前，孕妈妈要先排尿、排便，最好是在餐前或餐后2小时进行，让身体处在最松弛的状态。请量力而为，练习时间不宜过长，动作幅度要适中，不要强迫自己做最大限度的伸展，否则不仅会影响运动效果，还会发生危险。如果感到不适，请立即停止。

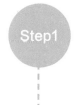

Step1　　靠墙下蹲。孕妈妈背靠墙壁站立，让全身背面紧贴墙壁，双脚分开与肩同宽，缓慢下蹲。彻底蹲下后，保持姿势5秒钟，再慢慢站起恢复成原来的姿势。反复练习5~10次即可，可预防腰痛。

Step2　　压腿运动。孕妈妈双腿前后分开站立，上身保持直立。双脚脚尖均向前，使前腿弯曲，后腿伸直，后脚跟着地，让身体做有规律的缓慢下压动作，之后再换边进行。每侧腿坚持1分钟，每侧做5次。

Step3　　提肛运动。孕妈妈保持站立姿势，收紧会阴肌肉和肛门处的肌肉，像同时憋住大小便，保持收紧5~10秒钟后，放松。重复10~15次。

Step4　　举腿动作。孕妈妈呈仰卧姿势，蜷缩起双膝保持住，让一条腿伸直并向上高举，保持此姿势。脚尖绷紧后放松，再绷紧，再放松，重复3次，再换腿做相同动作。每条腿练习5~10次。

和准爸爸一起做胎教

在这个月中，胎儿的神经系统、感觉系统开始变得发达，细小肌肉开始会动，头部可左右摆动，开始有吸吮手指的动作。此阶段的胎儿对抚触的敏感度和1岁孩子一样，同时，他对声音尤其是音乐也会有反应。

▶▼ 爸爸妈妈好想摸摸你

进入孕中期，随着腹部不断隆起，孕妈妈能够更加真实地感受到胎儿的存在了，会更频繁地抚摸自己的腹部，现在的胎儿虽然还不能让孕妈妈感受到胎动，但是胎儿已经在子宫内开始了运动，有时妈妈的手掠过胎儿的头部上方，胎儿还会俏皮地躲开呢。

爸爸妈妈可以定期抚摸腹部，抚摸腹部的同时，准爸爸和孕妈妈可以对胎儿说话："宝宝，你长大了好多，妈妈特别希望日子能过得快一些，早日看见你的模样。"并想象胎儿此刻在做的动作，胎儿是打了个哈欠、踢了个腿还是伸了伸手呢，如果此时就能摸到胎儿，或是感觉到他的存在，该多么美妙啊！或者想象一下，胎儿的生长环境好不好，胎儿的营养足够吗，胎儿还需要妈妈给他提供什么物质和帮助呢。

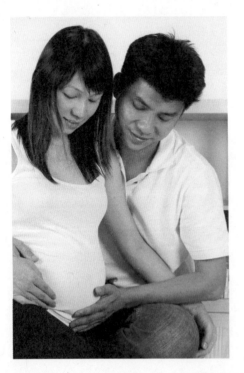

▶▼ 和胎儿分享高兴的事儿

孕妈妈每天要尽量保持好心情，以免糟糕的情绪在体内产生有害物质，威胁胎儿的健康。为了让胎儿能够更多地感受到妈妈的好心情，从而更加健康苗壮地成长，孕妈妈要尽可能地把一天中遇到的所有高兴事儿都拿出来跟宝宝分享一番，可以用冥想的方式细细在心中回味，也可以用讲述的方式，声情并茂、手舞足蹈地讲给宝宝听，妈妈的心情越是发自内心地愉悦，胎儿的大脑就越能受到更多的积极因素的刺激，从而发育得更好。

▶▼　欣赏儿童画

　　孕妈妈不妨转换下思路，多搜集一些好看的儿童画欣赏一下，使自己沉浸在天真童趣的氛围中，多去看和体会一下孩子眼中的世界的模样，心会变得更加柔软，更容易打破思维局限，激发新的想象力和创造力，还能够使心情得到更多的舒缓和放松。

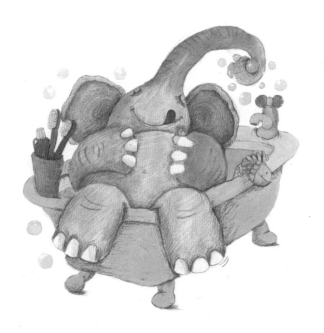

▶▼　带着胎儿下棋

　　胎儿的大脑正在形成，而且现在脑部发育非常迅速，是对他进行适当脑部刺激的好时机了，孕妈妈多动动脑筋，能帮助胎儿开发潜能。下棋是很好的智力体操，不但让孕妈妈思维更加活跃，而且随着孕妈妈对棋艺的思考冥想，脑电波会触发胎儿的脑细胞，使胎儿的脑细胞也活跃起来，这是聪明、智慧等遗传素质的形成基础。

　　准爸爸和孕妈妈下棋时可以把自己每一步走的棋大声说出来，比如玩象棋，边走边说"象飞田""马走日""卒子过河不复返"，旨在说给胎儿听。同时，下棋重在享受和胎儿交流的过程，不用刻意在意输赢。

孕5月：来自胎动的惊喜

　　孕5月，辛苦的孕程已经过去了差不多一半的时间。这个时期，孕妈妈的肚子越来越大，接近典型孕妈妈的体形，身心也都处于稳定期。旅游、探亲等计划孕妈妈都可以开始进行，但仍要注意体形变化给生活带来的不利，做好孕期保健工作。

妈妈与宝宝成长周记

　　本月依旧是孕妈妈感觉较为舒适的一个孕月。大部分孕妈妈的肚子开始显形，触摸腹部时子宫的轮廓已经很清晰。本月，孕妈妈会感觉到胎动越来越明显，这是胎儿充满活力的象征，如果胎动减少或消失，就必须马上找医生检查。

▶▼ 孕 17 周

孕妈妈身体变化：食欲增加，体重也明显增加，最少2000克，多的甚至达5000克。由于子宫膨大，有时候腹部会感觉到一阵阵剧痛，这是腹部韧带拉伸引起的。

胎儿的发育情况：看起来像一个梨，长约18厘米，重约170克。在接下来的几周，宝宝的身体会发生快速的变化，体重和身长月增加在2倍以上。胎儿在妈妈的腹中越发调皮了，偶尔还会"玩"脐带。

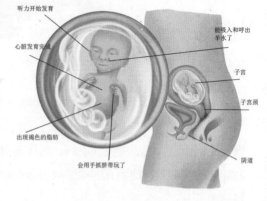

听力开始发育
心脏发育完成
出现褐色的脂肪
会用手抓脐带玩了
能吸入和呼出羊水了
子宫
子宫颈
阴道

▶▼ 孕 18 周

孕妈妈身体变化：胎动渐渐开始明显起来，孕妈妈可能会感觉到胎儿像小鱼一样在腹中游来游去。子宫不断地在长大，身体重心也在发生变化，会感觉行动有些不便。

胎儿的发育情况： 胎儿长约20厘米，重约200克，胎动已经十分明显了。感觉器官开始迅速发展，胎儿已经能听懂父母的对话，并给予回应了。

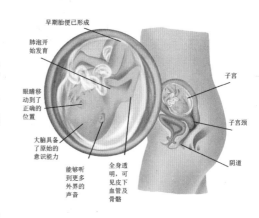

早期胎便已形成
肺泡开始发育
眼睛移动到了正确的位置
大脑具备了原始的意识能力
能够听到更多外界的声音
全身透明，可见皮下血管及骨骼
子宫
子宫颈
阴道

▶▼ 孕19周

孕妈妈身体变化： 新陈代谢加快，血流量明显增加。腰身越来越粗，动作开始显得笨拙。乳房越来越大，乳晕和乳头颜色加深了，从现在开始就要进行乳房保养了。

胎儿的发育情况： 胎儿长约22厘米，重约220克。在子宫内的活动也越来越多了，尽管动作还不够敏捷，但却逐渐变得协调起来，如双腿交叉、伸腰、翻滚等。

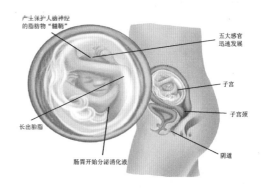

产生保护人脑神经的脂肪物"髓鞘"
五大感官迅速发展
子宫
子宫颈
长出胎脂
阴道
肠胃开始分泌消化液

▶▼ 孕20周

孕妈妈身体变化： 腰部和腹部继续膨胀，宫底每周大约升高1厘米。胎儿也越来越活跃，大部分孕妈妈都能在本周感觉到胎动了。在未来的一段时间，胎动会越来越明显。

胎儿的发育情况： 胎儿长约25厘米，重约260克。视网膜已经形成，开始对外界光线有一定的感应。胎教时，若准爸爸用手电筒照射孕妈妈的腹部，胎儿就会产生很强烈的反应。

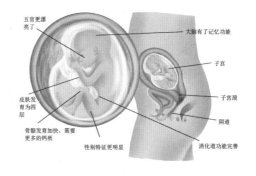

五官更漂亮了
大脑有了记忆功能
皮肤发育为四层
子宫
子宫颈
阴道
骨骼发育加快，需要更多的钙质
性别特征更明显
消化道功能完善

营养补充与饮食调整计划

孕5月是胎儿的快速发展期，对营养的需求也更多。不过，平时只要饮食荤素搭配合理，营养一般不会有什么问题。如果担心发胖或胎儿过大而限制饮食，则有可能造成营养不足，严重的甚至患贫血或影响胎儿的生长发育。

▶▼ 补充卵磷脂

卵磷脂的营养价值和蛋白质、维生素齐名，它是脑神经细胞间信息传递介质的重要来源，能够促进胎儿大脑细胞和神经系统的健康发育，扩充脑容量，是胎儿成长中必需的健脑营养素。

孕妈妈每天需要补充500毫克左右的卵磷脂，可以通过食用黄豆、蛋黄、核桃、芋头、蘑菇、山药、黑木耳、谷物类食物、芝麻、葵花子、动物肝脏和骨髓等食物摄取。

▶▼ 补充维生素 E

维生素 E 具有超强的抗氧化、防衰老的功能，对于孕妈妈来说，它还具有特殊的预防流产和早产的功能，还能够防止胎儿的身体和大脑发育不足，预防新生儿贫血。

因此，孕妈妈每天要保证摄入 14 毫克左右的维生素 E，但也要注意不要过度补充，否则会使孕妈妈出现头晕、呕吐、腹泻等中毒症状。

孕妈妈可以通过食用植物油脂、黄花菜、莴笋、包菜、土豆、红薯、山药、榛子、核桃、花生、芝麻、瘦肉、奶类、蛋类、豆类、谷物类等食物补充身体所需的维生素 E。

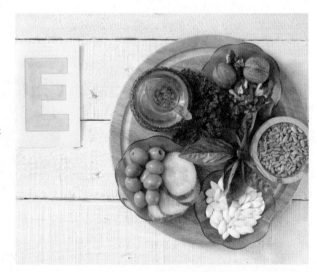

▶▼ 避免营养过剩

进入孕中期，孕妈妈不再有早孕反应，胃口变好，开始大量补充营养。因为孕妈妈每天需要满足自身和胎儿的双重营养需求，所以，一些人就片面地理解为孕妈妈是"一人吃两人的饭"，更有一些孕妈妈以"填鸭式"进食，其实这是不正确的。所以，孕中期另一个应该注意的问题就是营养过剩。营养过剩不仅会造成孕妈妈自身的并发症，也会对胎儿产生影响。

孕妈妈应在充足营养但不过剩的前提下保持膳食的平衡。而且孕妈妈的膳食要多样化，尽可能食用天然食品，少食高盐、高糖及刺激性食物。

▶▼ 甜食少吃为妙

一向嗜吃甜食的孕妈妈注意了，在孕期一定要少吃含糖量过高的食物，以免患上妊娠糖尿病。糖果、蛋糕、甜点，以及糖类含量高的食物，都属于高糖食品，孕妈妈一定要严格控制每日的摄入量。

此外，孕妈妈不能根据食物标签上的"无糖"标志，就断定该种食物不含糖，可以放心食用。所谓的"无糖"食品，只是表示其中没有添加精制糖，如蔗糖、葡萄糖、麦芽糖、果糖等，但是却含有木糖醇、山梨醇、麦芽糖醇、甘露醇等糖类元素作为替代。

因此，对于含糖量高的食物，以及带有"无糖"标志的食物，孕妈妈还是少碰为妙，但这并不表示孕妈妈一点儿糖都不能吃，孕妈妈可以适当吃一些主食，或含糖量较低的水果等食物。

▶▼ 进食宜细嚼慢咽

孕妈妈进食是为了充分吸收营养，如果吃得过快，食物咀嚼得不精细，进入胃肠道后，食物与消化液接触的面积就会缩小，影响食物与消化液混合，有一部分食物中的营养成分不能被人体吸收，就降低食物的营养价值，对孕妈妈和胎儿没有好处。

此外，有时食物咀嚼不够，还会加大胃部消化负担或损伤消化道黏膜，使消化液分泌减少，易患肠胃疾病。因此，孕妈妈在进食时，慢慢咀嚼食物可以使消化液的分泌增多，这对摄取营养有利。

营养食谱 推荐

扫扫二维码
轻松同步做美味

虾仁蒸豆腐

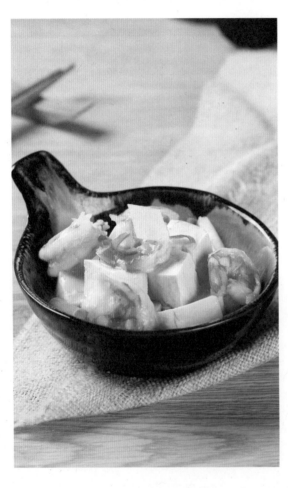

▶▶ **原料**

虾仁80克，豆腐块300克，姜片、葱段、葱花各少许

▶▶ **调料**

盐、鸡粉、白糖各2克，生粉5克，蚝油3克，料酒10毫升，水淀粉少许，食用油适量

▶▶ **做法**

1 将虾仁由背部划开，挑去虾线，装入碗中，加入1克盐、1克鸡粉、5毫升料酒、生粉，拌匀，淋入少许食用油，拌匀，腌渍10分钟。

2 把豆腐块装入盘中，撒上0.5克盐，放入烧开的蒸锅中。盖上盖，用大火蒸5分钟至熟。

3 用油起锅，放入姜片、葱段、葱花，爆香，倒入虾仁，炒至变色。

4 加入少许清水，炒匀，放入0.5克盐、1克鸡粉、白糖、蚝油、炒匀，淋入剩余料酒，炒匀。

5 用水淀粉勾芡，关火后将虾仁放在豆腐上，再淋上锅中剩余的汁即可。

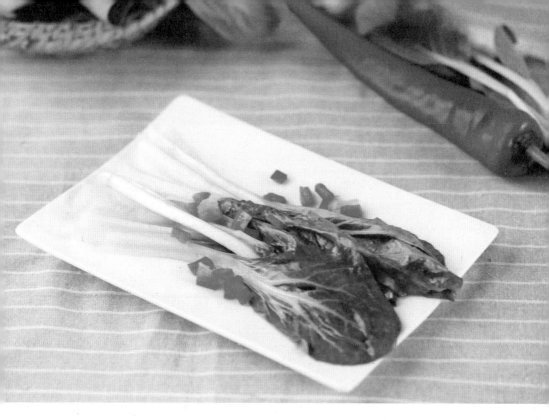

芝麻酱拌小白菜

扫扫二维码
轻松同步做美味

▶▼ **原料**

小白菜160克，熟白芝麻10克，红椒少许

▶▼ **调料**

芝麻酱12克，盐、鸡粉各2克，生抽6毫升，芝麻油适量

▶▼ **做法**

1 小白菜切长段；红椒切粒。

2 取碗,倒入生抽、鸡粉、芝麻酱、芝麻油、盐、凉开水,拌至调味料完全溶于水中,再撒上熟白芝麻,制成味汁。

3 锅中注水烧开,放入小白菜,煮至断生后捞出,沥干水分;取碗,放入小白菜,倒入味汁。

4 用筷子搅拌至入味,再撒上红椒粒,拌匀,将拌好的菜肴盛入盘中即成。

关注孕期生活细节

孕5月，孕妈妈的腹部隆起得更加明显，进一步增加了孕妈妈行动的困难，所以即便是日常活动也要特别小心。

换上合适的孕妈妈装

孕中期肚子开始隆起，这时候就要随着身体和季节的变化选择不同的孕妈妈服了。孕妈妈服的选择以宽松、易穿，前面为系带或扣子的为主。

孕期变化较大的还有胸部，孕妈妈应根据乳房的大小和形状，选择无钢圈、透气性好，且罩杯的下方有较宽的松紧带的乳罩。

裤子的选择以运动裤和背带裤为宜，因为运动裤既舒适又无约束，而背带裤腹部与胯部的设计宽松流畅，背带长度也可自行调节。

保持正确的坐、行走姿势

孕五六个月后，胎儿体重的增加会给孕妈妈的脊椎带来很大压力，并引起孕妈妈背部疼痛，而不当的坐姿会给脊椎造成更大的重负感，因此孕妈妈的坐姿也要多多注意。

孕妈妈正确的坐姿是将后背紧靠在椅背上，必要时还可以在靠近肾脏的部位放一个小枕头。如果孕妈妈长期坐着办公，要时常起来走动一下，最好是至少每隔一小时让自己放松一下，这样有助于血液循环并可以预防痔疮。

行走时孕妈妈也要多多注意。虽然慢走对孕妈妈很有益，它可以增强腿部肌肉的紧张度，预防静脉曲张，并增强腹肌，可是一旦感觉疲劳，就要立即停下坐着歇息 5~10 分钟。如果没有条件在公园里散步，也可以选择交通不太拥挤的街道，但要避免吸入过多汽车尾气。散步前要选择舒适的鞋，以低跟、掌面宽松的鞋为好。

做好乳房保健

乳房是宝宝未来营养的源泉，也是女性性与美的象征，保护好乳房十分重要。不管是否决定母乳喂养，孕妈妈在第19~20周时，都要进行乳房护理，以防乳头破裂而导致发炎，同时矫正乳头凹陷。

孕期乳房逐渐变大、变重，这时可选用合适的乳罩将其托起，在睡觉或休息时则应取下乳罩，以便于血液循环。另外，孕妈妈还应注意防止乳房受外伤、挤压及感染。

孕5~6个月起，孕妈妈可每天用温水擦洗乳头一次，擦除乳头上的分泌物，然后涂点润肤露，以增加乳头附近皮肤的坚韧度和对刺激的耐受力，为哺乳做好准备。

▶▼　注意腿部护理

孕中期，胎儿的迅速生长使得孕妈妈的负担也越来越重，双脚更不堪重负，肿胀、干燥甚至疼痛现象时有发生。因此，孕期做好脚部护理工作，既能让孕妈妈保持玉足美丽，还能为孕妈妈舒缓不适。

首先，选一双宽松、舒适的鞋，前后留有1厘米余地。鞋底防滑，鞋后跟以2厘米为好。孕妈妈的脚容易水肿，最好选择柔软的天然材质的软皮或布鞋，可有效减少脚的疲劳。

其次，每天做好脚部的清洁工作，一方面能及时洗去皮表污垢、角化脱落物及微生物，让血管膨胀，促进血液循环，另一方面可以弥补皮肤散失的水分。

再次，每天进行适度的脚部按摩。按摩的力度要适中，以画圈方式从上往下按摩。

另外，睡觉时在脚下垫一个枕头，可有效改善腿部水肿。

▶▼　每天适度午睡

进入孕中期，越来越重的"腹"担以及各种不适，容易造成孕妈妈睡眠质量下降，甚至是失眠。即使是睡眠正常的孕妈妈，也应保证每日中午半小时至1小时的睡眠时间。这样能够补充更多的精力和能量，给胎儿创造更有利的生长环境。无论处在哪个季节，孕妈妈都要保证睡个舒舒服服的午觉，平时感到困乏了，即便不到午睡时间，也可以稍微眯一会儿，适时解除疲劳。

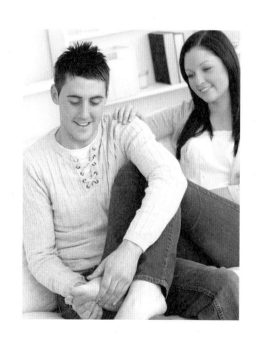

▶▼ 准爸爸的支持

　　5个月的胎儿感觉器官发育迅速，从这个月开始有了味觉、听觉和视觉，所以这个月开始可以全方位地对胎儿进行胎教。准爸爸此月应该做到：

▶ 多陪伴妻子，和妻子一起进行胎教或拍一套孕妈妈照。

▶ 协助妻子做好孕期的自我监护：量体重、数胎动。

▶ 保持居家环境的安静，让妻子远离强烈的噪声，以免造成宝宝的不安。

▶ 如果妻子身体情况允许，准爸爸可以安排一次短期的旅行，减缓妻子的忧虑和不适。

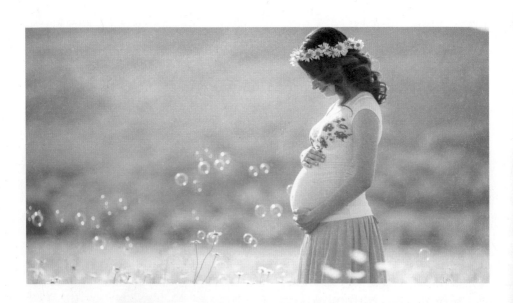

💗 产检安排和提醒

　　孕5月，胎儿生长发育迅速，快速增大的子宫可能会对孕妈妈的健康产生一定影响。孕妈妈要及时安排第三次产检，并注意疾病的预防。本月，孕妈妈除了要进行常规的检查项目，如血压、体重、血常规、尿常规之外，还需要测量宫高和腹围，并进行一次B超大排畸。

▶▼ 测量宫高和腹围

测量子宫高度和腹围大小是每次检查时医生必须要做的项目。宫高反应映的是子宫的纵径长度，腹围反映的是子宫的横径和前后径的大小。因此，宫高和腹围可以间接地反映孕妈妈子宫的大小。医生可以根据孕妈妈的宫高和腹围判断孕周，了解胎儿的生长发育情况，估计胎儿的体重等。通过每次检查宫高和腹围，可以及时发现胎儿发育迟缓、巨大儿或者羊水过多等异常情况，并采取措施予以纠正。

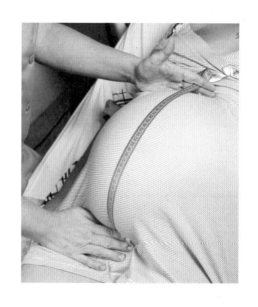

▶▼ 重视 B 超大排畸

在孕20~23⁺⁶周，除了前面所提到的常规产检项目外，孕妈妈的重点产检项目是B超大排畸。B超大排畸的意义非常重大，其主要目的是筛查胎儿的体表及器官组织有无异常，另外，此时也是早期发现并及时终止严重异常胎儿的最佳时间。

一般来说，在孕20~23⁺⁶周，胎儿的大脑正处于突飞猛进的发育时期，胎儿的结构已经基本形成。另外，这一时期孕妈妈的羊水相对较多，胎儿的大小比例适中，在子宫内有较大的活动空间，胎儿骨骼回声影响也较小。因此，此时进行超声波检查，能比较清晰地看到胎儿的各个器官的发育状况，并可以诊断出胎儿头部、四肢、脊柱等畸形的情况。

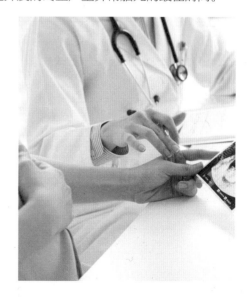

孕妈妈安全"孕"动

孕5月，是胎儿和孕妈妈都比较安全的时期，比较适宜运动，如缓慢的深呼吸、柔和的腹背肌运动、游泳等都有利于全身的血液循环，对母体和胎儿都是很有好处的。

▼▼ 腹背肌运动

挺直背部，盘腿而坐，两臂上举，掌心相对，深呼吸，手臂向上伸展。

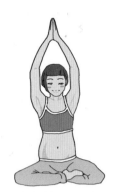

十指交叉，手臂向外翻转，掌心朝外，身体向右侧弯曲伸展。

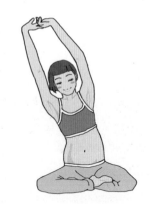

身体再向左侧弯曲伸展。每天早晚各做3分钟。

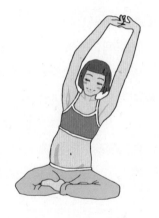

▼▼　游泳

　　孕5月，孕妈妈可以选择的运动方式较多，游泳就是一个不错的选择。游泳不但能够帮助孕妈妈达到有氧健身的目的，消耗掉身体中更多的热量，还能够使孕妈妈的身体得到放松，情绪得以释放，减轻诸多孕期不适感，如腰酸背痛、便秘、水肿、静脉曲张等，并能对胎儿的发育起到促进作用。

　　孕妈妈可以每周进行1~2次游泳运动，每次不超过1000米，运动强度一定要控制好，不宜过大，以运动结束后10分钟内能够恢复到锻炼前的心跳速度为宜。此外，孕妈妈还要注意游泳池及周边环境的卫生条件和温度，一定要选择定期消毒的泳池，最好是恒温的室内游泳池。

　　有流产史和患有习惯性流产、阴道出血、心脏病、妊娠高血压综合征、腹痛等病症的孕妈妈不适合游泳，可以选择其他更为平缓的运动方式。

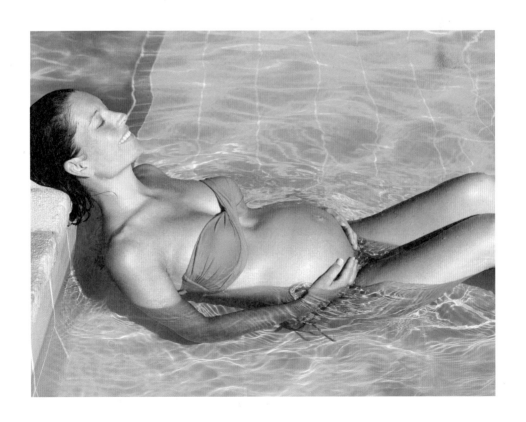

💗 和准爸爸一起做胎教

这个月胎儿已具备听、嗅的能力，感知能力也在加强，可以学习更多的东西了。因此，各种胎教内容也应相对均衡。

▶▼ 与胎儿玩踢肚游戏

在孕5月，大部分胎儿开始出现胎动。当出现胎动时用手轻轻抚摸腹部，胎儿一般会有收缩的反应，常做触觉胎教，能丰富胎儿的感性认识。

当胎儿开始踢孕妈妈肚子时，爸爸妈妈可以轻轻拍打被踢的部位，然后等待胎儿第二次踢肚。通常1~2分钟后胎儿会再踢，这时再轻拍几下然后停下来。待宝宝再次踢肚的时候，孕妈妈可改换拍的部位，胎儿会向你改变的地方去踢，但应注意改变的位置不要离胎儿一开始踢的地方太远。这种游戏每天进行2次，每次可玩几分钟。据专家测定，经过这种胎教的胎儿出生后，学习站立和走路都会快些，动作也较灵敏，而且不爱啼哭。但需注意的是，有习惯性流产、早产史及早期宫缩的孕妈妈不宜进行这个练习。

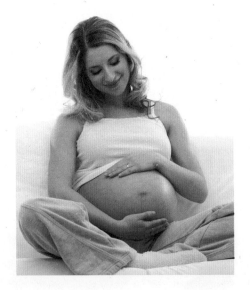

▶▼ 和胎儿一起学习

胎儿的大脑逐渐具备了记忆功能，孕妈妈和准爸爸可以和胎儿一起学习图形、数字、文字、颜色、拼音、字母、物体和百科知识等。

准爸爸或孕妈妈可以每天定时给胎儿讲一个小知识，如生活中常见的形状、颜色，经常用到的物品，它们有何用途等，孕妈妈或准爸爸在讲解时要保持轻松愉快的情绪和抑扬顿挫的语调，让胎儿听着开心，爸妈也讲得尽兴。

▶▼ 一起做胎儿体操

在孕中期，孕妈妈和准爸爸可以一起多做专门针对胎儿大脑刺激和神经反应能力训练的体操，此举可使胎儿在出生后具有更强的肌肉反应能力。这种体操可以每日进行，以每次不超过10分钟、每日不超过2次为宜。

孕妈妈仰卧在床上，全身放松，孕妈妈自己或由准爸爸从上到下、从左到右地反复轻抚妈妈的腹部，然后再用一根手指反复轻压胎儿。做完这个动作之后，再用手轻轻推动胎儿，胎儿会做出反应，踢打孕妈妈的肚子，这时用手轻拍胎儿踢过的地方，待胎儿再次踢打妈妈的肚子，就再用手轻拍他踢过的地方。每天这样反复练习，就会帮助胎儿形成条件反射，以后妈妈再主动用手推动胎儿，他就会直接踢打妈妈拍过的地方。每次拍打的地方不要相隔太远，以免无法使胎儿形成较好的条件反射。

当胎儿形成了良好的条件反射之后，孕妈妈和准爸爸可以轮番上场，每一次换人都要跟胎儿先打声招呼，孕妈妈和准爸爸会惊喜地发现，对于不同的对象，胎儿的反应是不一样的。

▶▼ 准爸爸向宝宝"汇报"一天见闻

准爸爸是不是有时会觉得自己的胎教参与比较少呢？或者很羡慕孕妈妈每天可以随时随地跟胎儿对话，把自己的音频信息传达给胎儿，植入他的记忆中，这是件多么有荣耀感的事情。准爸爸不妨养成每天跟胎儿说说话的习惯。那么说些什么呢，如果准爸爸每天的工作生活千篇一律，没有丰富的与胎儿有关的见闻和趣事的话，也可以说一说社会上的新闻和大事小情，今天又有什么有意思的新闻，国家大事又有什么值得关注的了，爸爸今天又买了什么有意思的东西了，等等，只要准爸爸觉得有趣、值得诉说，是积极向上并让人感到愉悦的事情，就都可以说给宝宝听。

如果准爸爸能将这种爱好延续到宝宝出生，甚至贯穿宝宝成长的始终，就会对宝宝产生极大的积极影响，让他更聪明，更博学。

孕6月："孕"味十足

　　孕6月，孕妈妈的子宫变得更大，进入了安全的孕中期。此时，孕妈妈要好好利用这段时间，加强营养，增强体质，为将来分娩和产后哺乳做准备。另外，不管现在孕妈妈感觉有多好，都不可对自己和胎儿的健康掉以轻心，以免因小失大。

💙 妈妈与宝宝成长周记

　　怀孕6个月的时候，胎儿脸上各部位都已基本发育成形，手脚开始伸展，身体的动作也越来越协调。如果仔细观察胎动会发现，宝宝的睡眠模式已经固定下来，活动与睡眠的时间互相交替，更有规律了。

▶▼ 孕21周

　　孕妈妈身体变化：由于日益增大的子宫会压迫到肺部，孕妈妈可能会觉得比平时更容易疲劳，特别是爬楼梯的时候，走不了几级台阶就会气喘吁吁了。

　　胎儿的发育情况：肌肉和神经已经发育，加上羊水量的增多，胎儿能够在羊水中更加自如地活动。如果子宫收缩或受到外界的压迫，胎儿就会猛踢子宫壁，把信息传递给孕妈妈。

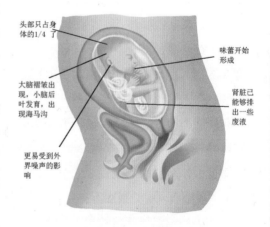

头部只占身体的1/4 了

味蕾开始形成

大脑褶皱出现，小脑后叶发育，出现海马沟

肾脏已能够排出一些废液

更易受到外界噪声的影响

▶▼ 孕22周

　　孕妈妈身体变化：此阶段肚子还不是很大，身体也较为舒适。有些孕妈妈乳房会开始分泌初乳。

胎儿的发育情况：体重开始大幅度增加。身上变得滑溜溜的，开始出现胎脂，胎脂可以保护胎儿。胎儿的皮肤看上去红红的、皱皱的，像个"小老头"。

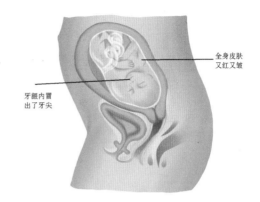

全身皮肤又红又皱

牙龈内冒出了牙尖

▼▼　孕23周

孕妈妈身体变化：体重大约每周会增加300克。由于增大的腹部影响到消化系统，可能会有消化不良或胃部灼热感。若发现分泌物略有增多，是正常现象，无须担心。

胎儿的发育情况：胎儿身长约28厘米，体重约500克。身体越来越匀称，看起来已经是个微型宝宝了。咳嗽、皱眉、打嗝、眯眼、吮吸拇指、吞咽羊水等动作已经越来越熟练。听力已经形成，熟睡时会被外界的声音吵醒。

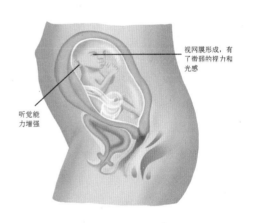

视网膜形成，有了微弱的视力和光感

听觉能力增强

▼▼　孕24周

孕妈妈身体变化：子宫进一步增大，身体重心前移。一些孕妈妈会出现刷牙时牙龈出血的现象。便秘症状加重，应注意适当运动。

胎儿的发育情况：皮肤薄且有很多小皱纹，浑身覆盖着细细的胎毛。胎动变得有规律、有节奏，一般明显的胎动1小时不少于3次。

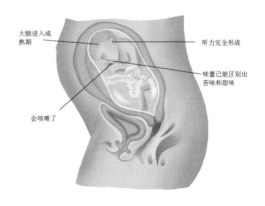

大脑进入成熟期

听力完全形成

味蕾已能区别出苦味和甜味

会咳嗽了

❤ 营养补充与饮食调整计划

随着胎儿的快速发育，孕妈妈所需的营养也需要增加。孕妈妈一方面要补充大量营养，一方面又要兼顾营养结构的全面合理，避免摄入过多热量引起肥胖。因此，本月孕妈妈的饮食应格外留意。

▶▼ 重点补充铁

这一个月，因胎儿生长与孕妈妈自身血容量增加，容易出现缺铁性贫血的现象，所以要重点补铁。孕妈妈要多吃含铁丰富的食物，如瘦肉、家禽、动物肝和血、蛋类等。此外，还应搭配食用有助于铁吸收的食物，如富含维生素C的水果及蔬菜。日常生活中，也应多使用铁制炊具。

▶▼ 适量补充 B 族维生素

孕6月，由于胎儿的快速发育使孕妈妈的消耗增加，孕妈妈应该注意增加适当的营养，以保证身体的需要。孕妈妈体内能量及蛋白质代谢加快，对B族维生素的需要量增加。由于此类维生素无法在体内存储，必须有充足的供给才能满足机体的需要，因此，孕妈妈在孕中期应该多多食用富含B族维生素的瘦肉、肝脏、鱼、奶、蛋及绿叶蔬菜、新鲜水果等食物。

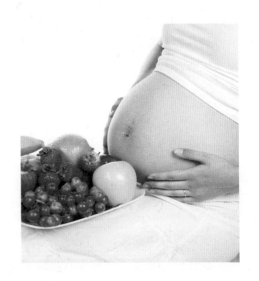

▶▼ 适量补充维生素 A

维生素A是维护人体视力正常的最主要的营养物质，对胎儿也一样，孕妈妈多补充维生素A，可避免胎儿眼部畸形，或患上先天性白内障。

孕妈妈可以通过多吃苹果、胡萝卜、南瓜、牛奶、动物肝脏、鱼类等食物补充维生素A。同时可以搭配摄入一些脂肪、维生素E 和卵磷脂，以提高维生素A 的吸收率。但也要注意不可摄入过量，否则容易导致胎儿出现先天性异常，如唇裂、腭裂、脊柱裂、无脑、脑积水、血管异常或耳部、眼部、泌尿系统出现异常等。

▶▼ 饮食宜均衡

怀孕中期胎儿的生长速度逐渐加快，且孕妈妈的胃口好转，本身的生理变化，使皮下脂肪的储存量增加，子宫和乳房明显增大，孕妈妈的基础代谢也增加10%~20%。

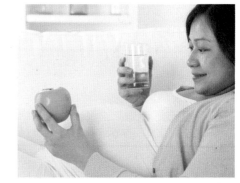

因此，这一阶段的日常膳食应强调种类多样化，主食（白米、面）350~400克，杂粮（小米、玉米、豆类等）50克左右，蛋类50克，牛乳220~250毫升，动物类食品100~150克，动物肝脏50克（每周宜食用2~3次），蔬菜400~500克（绿叶蔬菜占2/3），食用菌藻类食品、水果100~200克，植物油25~40毫升。

由于怀孕中期子宫逐渐增大，常会压迫胃部，使餐后出现饱胀感，因此，每日的膳食可分4~5次，但每次食量要适度，不能盲目吃过量而造成营养过剩。

▶▼ 不宜长期食用高脂肪食物

孕中期孕妈妈对营养的需求加强，需适量补充一些营养丰富的食物，以保证自身健康及优生的需要。但是在挑选食物时，应减少高脂肪食物的摄取，以免对身体健康造成危害。这是因为孕妈妈长期摄入高脂肪膳食，不仅会堵塞动脉血管，还会损害大脑的功能，易造成听觉损害而导致听力减退。同时，高脂肪食物能增加催乳激素的合成，易诱发乳腺癌，不利于母婴健康。

如果想控制体内的脂肪，使其不致过量，可以利用一些具有降脂作用的食物，"吃"掉体内脂肪。如苹果、大蒜、冬瓜、玉米、燕麦、牡蛎、牛奶、香菇、新鲜绿色蔬菜、水果和海藻等食物均具有良好的降脂作用。

▶▼ 饮食不能过咸

孕妈妈在怀孕中期容易产生水肿和高血压，这时应该注意，饮食不宜太咸。如果孕妈妈饮食太咸，可导致体内钠滞留，容易引起水肿，影响胎儿的正常发育。对于孕妈妈来说，每日盐不超过5克即可。另外，孕妈妈要定期产检，监测血压、体重和尿蛋白的情况，注意有无贫血和营养不良。

扫扫二维码
轻松同步做美味

蒸苹果

▶▼ **原料**

苹果1个

▶▼ **做法**

1 将洗净的苹果对半切开，削去外皮。

2 把苹果切成切瓣，去核，再切成丁，装入碗中。

3 将装有苹果的碗放入烧开的蒸锅中，用中火蒸10分钟，取出冷却后即可食用。

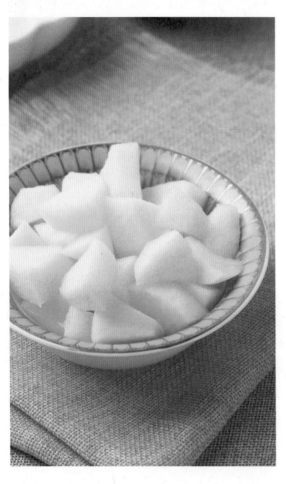

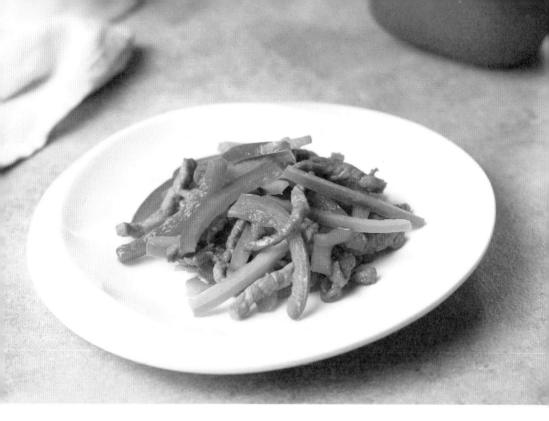

甜椒牛肉丝

扫扫二维码
轻松同步做美味

▶▼ **原料**

甜椒120克，牛肉200克，姜片、蒜末、葱白各少许

▶▼ **调料**

盐、鸡粉各3克，生抽、料酒各4毫升，水淀粉7毫升，食用油适量

▶▼ **做法**

1 将洗净的牛肉切薄片，再切成肉丝，装入碗中，加入少许盐、鸡粉、生抽，拌匀至入味，倒入水淀粉，拌匀，再注入少许食用油，腌渍约15分钟至入味。

2 洗好的甜椒切成丝。

3 用油起锅，倒入备好的姜片、蒜末、葱白，用大火爆香。

4 放入腌渍好的牛肉丝，快速翻炒至转色，倒入甜椒丝，翻炒均匀，淋入适量料酒。

5 加入盐、鸡粉、生抽，翻炒均匀至食材入味。

6 倒入少许水淀粉勾芡，关火后盛出炒好的牛肉丝即成。

❤ 关注孕期生活细节

到了孕6月，大腹便便的孕妈妈在日常生活中会有很多不方便的地方，要注意的地方也多了。以下就是一些生活中的小窍门，能让孕妈妈的生活变得更安全和健康哦！

▶▼ 保持腹部肌肤滋润

随着胎儿的成长、羊水的增加，孕妈妈的子宫会逐渐地膨大。在腹部快速膨胀的情形下，超过肚皮肌肤的伸张度，肌肤就会出现干痒症状，进而产生橘皮组织。如果肚皮肌肤皮下组织所富含的纤维组织及胶原蛋白纤维因经不起扩张而断裂，就会产生妊娠纹。

当肌肤出现干痒的症状时，就说明肌肤已经有些难以承受了，而滋润是最好的抚慰方式。涂抹一些保湿乳液并加以按摩，这样在给肌肤补水的同时，又可增加肌肤的弹性，使皮肤的延展性变大，就能有效预防腹部干痒这一问题了。

▶▼ 孕妈妈洗澡要确保安全

孕6月，孕妈妈的肚子已经变得很大了，行动更加不便，尤其是在洗澡的时候，要千万小心，保护好自身安全，做好各种防护和应急措施，避免发生意外。

家中卫生间的地板上一定要全部铺上防滑垫，如果孕妈妈是站在浴缸里洗澡，那么浴缸里也要铺上防滑垫，防止孕妈妈不慎脚滑摔倒。

孕妈妈的淋浴空间一定要保证空气畅通，因为孕妈妈比正常人更容易发生缺氧，从而会影响到胎儿的健康。因此，孕妈妈在洗澡时一定要将换气扇打开，如果淋浴间有门，最好开着门洗澡，或者保持半开状，以保证孕妈妈呼吸畅通。此外，即便孕妈妈将卫生间的门紧闭，也不要上锁，一旦孕妈妈出现意外，也方便有家人或急救人员进入浴室救助。

▶▼ 孕妈妈洗桑拿浴要谨慎

进入孕中期，孕妈妈身心稳健，可以适度进行桑拿浴。虽然桑拿浴的温度较高，会使子宫的温度上升，但这种温度还不会影响到胎儿的正常发育。只要妊娠状况正常，洗桑拿浴是完全可以的。

不过，由于洗桑拿浴的时候人体大量排汗，体内循环的速度加快，所以使心脏负担加重，脑部容易出现供血不足，容易让孕妈妈发生昏厥现象。如果晕厥时间过长，脑部长时间供氧不足，就可能影响胎儿神经系统的生长发育。因此，孕期孕妈妈要么不洗桑拿，要么就提高警惕，在桑拿房里待两分钟就出来透透气，以免发生晕厥。

▶▼ 孕妈妈宜采取左侧卧睡姿

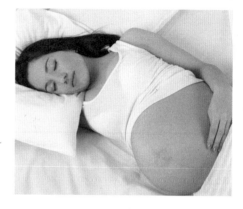

由于心脏位于左侧，所以，人的睡眠姿势以右侧为好，因为这样可以减少对心脏的压力。然而，对孕妈妈来说，情况正相反，应采取左侧卧的姿势。

左侧卧能增加流向胎盘的血液和营养物质，有助于孕妈妈的肾脏有效地将废物和废液排出体外，而这又会减轻孕妈妈的脚踝、脚和手等部位的水肿。如果孕妈妈早早地就锻炼自己左侧卧睡觉，等到后来肚子大起来时，入睡就会更容易了。

▶▼ 预防腿抽筋

进入孕中期，孕妈妈有时会有小腿肌肉酸痛的感觉，夜间容易发生抽筋。引起小腿抽筋的主要因为缺钙，久坐或由于受冷、受寒、疲劳过度。另外，妊娠中后期随着子宫增大，使下肢的血液循环运行不畅，也是导致"小腿抽筋"的原因之一。

当小腿抽筋时，可先轻轻地由下向上地按摩小腿的后方（腿肚子），再按摩拇趾和整个腿。若还不能缓解，则可把脚放在温水盆内，同时热敷小腿，并振动足部，一般都能使抽筋缓解。

为了避免这种情况的发生，孕妈妈平时不要长时间站立或坐着，应每隔一小时就活动一会儿，每天到户外散步半小时左右。同时要防止过度疲劳。每晚临睡前用温水洗脚，在洗脚时对小腿后方进行3~5分钟的按摩。平时注意养成正确的走路习惯，让脚后跟先着地；伸直小腿时，脚趾弯曲并朝前伸。

▶▼ 避免自行使用外用药

孕妈妈在注重孕期不随意服用药物的同时，容易忽略外用药的安全性。任何外用药孕妈妈都是不能自行使用的，一定要在医生的指导下用药，而且绝大多数的外用药都会对胎儿的安全造成威胁，产生严重后果。这些药物会通过皮肤渗透进血液中，进而对胎儿产生影响，如具有祛除体癣、消除皮肤炎症、抗病毒等功效的药物，不仅会对胎儿造成发育不全、畸形、死亡等严重影响，还会使孕妈妈出现皮肤过敏、头晕、头痛等一系列不良反应，危害母婴健康。

▶▼ **准爸爸的支持**

怀孕6个月的孕妈妈会发现从这个月开始自己的体重飞速增长，身体也跟着变化，腹部膨大，行动开始不方便了。有的孕妈妈情绪经常不稳定，因此要求准爸爸在这个月要做到以下几项。

▶ 学会倾听和赞美。多听妻子倾诉，经常赞美她，告诉她你喜欢她怀孕的样子，怀孕的女人是最漂亮的。

▶ 给予妻子更多关心和理解，帮助妻子应对孕期不良情绪。

▶ 陪妻子一起计划婴儿房的布置，一起挑选婴儿用品，让妻子感受到丈夫共同参与的欣慰。

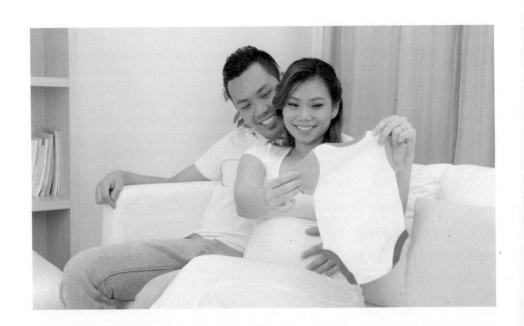

💙 产检安排和提醒

孕6月了，孕妈妈多数时候会感觉很正常，但有时也会出现一些异常感觉。这期间常见的异样感觉有的是正常的，有些则是疾病来临的信号，孕妈妈要多多注意，预防疾病的产生。

▶▼ 产检基本项目

这个月的检查项目跟上个月差不多，检查的目的主要是确保宝宝的生长发育情况正常。这次产检，孕妈妈仍要测量体重、血压、宫高、腹围。

如果孕妈妈有水肿的症状，指压时有明显凹陷，休息后水肿不消退时，建议赶紧测量血压，因为在妊娠中后期不少孕妈妈会患妊娠高血压综合征（简称妊高征），其诊断标准是妊娠20周后血压超过17.33/25.33千帕（130/190毫米汞柱），或血压较以前升高超过3.99/1.99千帕（30/15毫米汞柱）。

▶▼ 筛查妊娠糖尿病

怀孕24~28周之间，要进行葡萄糖检查，这是为了检测孕妈妈的血糖值，以便诊察孕妈妈是否有妊娠糖尿病。即使怀孕前没有糖尿病，怀孕中也可能会出现，所以必须接受妊娠糖尿病检查。被确诊为妊娠糖尿病时，要积极配合医生通过饮食和运动对血糖进行调节，病情严重时，还需要辅以药物治疗。

妊娠糖尿病主要是通过测量孕妈妈的空腹血糖值、餐后1小时血糖值和餐后2小时血糖值来作为妊娠糖尿病筛查的依据和参考。具体方法：先抽空腹血糖测定，再将50克葡萄糖粉溶于200毫升白开水中，5分钟内喝完，接着在第1、第2个小时各采血测定血糖。3项中任何1项的值达到和超过临界值，都需要进一步进行75克葡萄糖耐量试验，以明确孕妈妈是否有妊娠糖尿病。

🌸 孕妈妈安全"孕"动

孕中期随着腹部重量的增加，孕妈妈的身体开始出现下肢水肿、静脉曲张、腰腿酸痛等问题，坚持练习瑜伽，可有效增加身体的力量，减轻这一系列困扰。练习猫式瑜伽可以柔韧强壮脊柱，有效缓解孕妈妈腰酸背痛的困扰。

▶▼ 　猫式瑜伽

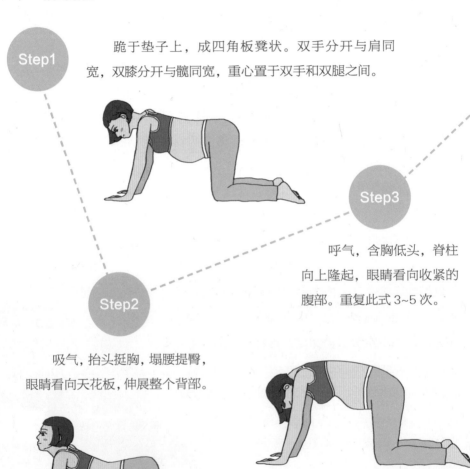

Step1
跪于垫子上，成四角板凳状。双手分开与肩同宽，双膝分开与髋同宽，重心置于双手和双腿之间。

Step3
呼气，含胸低头，脊柱向上隆起，眼睛看向收紧的腹部。重复此式 3~5 次。

Step2
吸气，抬头挺胸，塌腰提臀，眼睛看向天花板，伸展整个背部。

Step4 恢复到起始姿势，吸气、抬头、向后抬起左腿与地面平行，保持2~3个呼吸；再呼气时，恢复到起始姿势，稍作休息，做另一边。

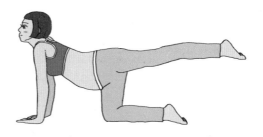

▶▼ 凯格尔运动

凯格尔运动，又称会阴收缩运动，是专门针对盆腔底部肌肉的加强运动。加强训练盆腔底部肌肉可以促进尿道和肛门括约肌的功能，不但可以预防或治疗小便失禁，而且可以避免分娩时阴道组织撕裂，使分娩更轻松顺利。

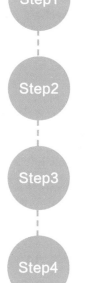

Step1 仰卧在床上，身体放松，双膝弯曲，专注于提肛收缩的动作。特别要注意的是双腿、双臀以及腹肌都不能用力。

Step2 收缩臀部的肌肉向上提肛。

Step3 紧闭尿道、阴道及肛门，感觉像憋尿。

Step4 保持骨盆底肌肉收缩5秒钟，然后慢慢地放松，5~10秒后，重复收缩。每天做凯格尔运动1~2次，每次10分钟。

和准爸爸一起做胎教

进入孕6月，胎儿的各种器官发育都接近成熟，尤其是听力。因此，音乐、语言胎教仍是本月胎教的主要方式。

音乐胎教

孕6月胎儿听觉器官已经完全发育，这时胎教音乐内容可以更丰富些，可增加一些轻松活泼、稍快节奏的乐曲。准父母在选择胎教音乐时，可以参考一下胎儿的性格，主要是根据胎动的类型来确认音乐类型。

这一时期胎儿的特质会通过胎动的表现形式体现出来，比如有的胎儿"淘气"，有的"顽皮"，也有的"安静"。通常，活泼好动的胎儿喜欢听一些节奏缓慢、旋律柔和的乐曲，如《勃兰登堡协奏曲》《摇篮曲》等；文静、不爱活动的胎儿则喜欢听一些轻松活泼、跳跃性强的儿童乐曲、歌曲，如《铃儿响叮当》《牧童短笛》等。

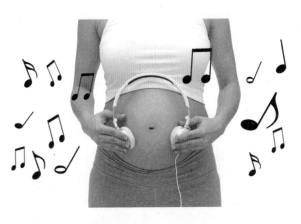

如果能跟着节奏，将音乐表达的内容与胎儿的性格结合起来，将对胎儿的生长发育起到明显的效果，从而收到更好的胎教效果。

求知胎教法

孕中期是胎儿大脑发育的高速时期，孕妈妈一定要以身作则，保持旺盛的求知欲，使胎儿不断接受刺激，促使大脑神经和细胞的发育。孕妈妈与胎儿中间有着神奇的信息传递，胎儿能随时感知母亲的思想。如果怀孕时孕妈妈既不思考也不学习，对他（她）的大脑发育将极为不利。

孕妈妈一定要勤于动脑，读一本好书，看一篇好的文章，使精神上获得一次净化，还能让人心情开朗、精神振奋，同时，也能对深居腹中的胎儿起到潜移默化的渗透作用。有条件的话，孕妈妈可以看一些美术作品，去美术馆也是不错的选择。在孕妈妈理解和鉴赏的过程中，美的体验同时也传达给了腹中的宝宝。

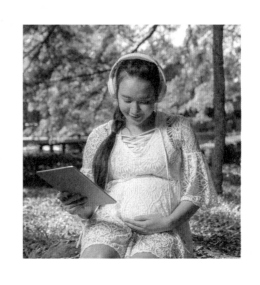

▶▼　呼唤胎教法

　　进入孕6月，胎儿的听力已经完全发育，这时胎儿不仅具有听的能力，还具有辨别各种声音并能做出相应反应的能力。可以先给孩子取个名字，父母每当和胎儿进行语言沟通时，先呼唤他的名字。这样在准爸妈与宝宝的对话过程中，胎儿能够通过听觉感受到来自父母亲切的呼唤，增进彼此生理上的沟通和感情上的联系，对胎儿的身心发育是很有益的。

　　因此，准爸妈无论多忙多累，在孕期都应该养成与胎儿对话的习惯。尤其是从孕6月开始，准爸妈应每天与胎儿进行对话，先呼唤他的名字，然而给他阅读一段优美的故事，或唱一段儿歌，或向宝宝倾诉爱意。这样胎儿出生后再接触这种熟悉的呼唤，就会产生一种特殊的安全感。

▶▼　色彩胎教

　　一般说来，红色使人兴奋，能鼓舞人的斗志；黄色明快、灿烂，使人感到温暖；绿色清新、宁静，给人以希望；蓝色给人的印象是宁静、凉爽；白色使人感到干净、明快；粉红色和嫩绿色则象征着春天，使人充满活力。

　　孕妈妈由于阴血聚以养胎，多产生阴血虚，阳气胜，往往火气大，烦躁易怒，所以要有意识地使孕妈妈接触一些偏冷的色彩，如绿色、蓝色、白色等，以调节情绪，使孕妈妈保持淡泊宁静的胎教心境，使腹内的胎儿也随之平和地健康成长。

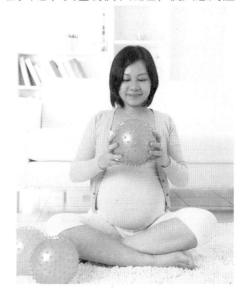

孕7月：大腹便便也幸福

孕7月，由于胎盘的增大、胎儿的成长和羊水的增多，孕妈妈的体重迅速增加，可能会引起行动不便，孕妈妈要特别注意安全，预防早产。孕7月的胎儿，发育还不完善，如果此时发生早产，对胎儿身体健康会有很大影响。

💗 妈妈与宝宝成长周记

此时期的胎儿正在学习使用自己的反射神经做活动，由于大脑的快速成长，已经能够依靠自己的意识，操控身体的动作。孕妈妈的肚子越来越大了，由于增大的子宫压迫到盆腔和内脏器官，孕妈妈身体上的各种不适也渐渐开始出现并明显起来。

▶▼ 孕25周

孕妈妈身体变化：腹部和乳房上会出现妊娠纹，不必担心，产后会逐渐变淡甚至消失。一些孕妈妈会感觉到眼睛不适，怕光、发干、发涩，要注意对眼睛的防护。

胎儿的发育情况：身长约30厘米，重约600克，在妈妈的子宫中已经占据了相当多的空间，开始充满整个子宫。大脑发育进入了一个高峰期，大脑细胞迅速增殖分化，体积增大。眼睛已经有了对光亮的感觉。

▶▼ 孕26周

孕妈妈身体变化：常常会觉得心神不安，睡眠也变差了。下肢水肿现象开始出现。此时，孕妈妈一定要注意

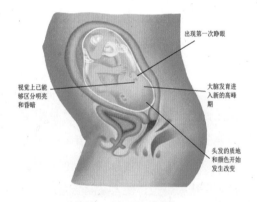

出现第一次睁眼

大脑发育进入新的高峰期

视觉上已能够区分明亮和昏暗

头发的质地和颜色开始发生改变

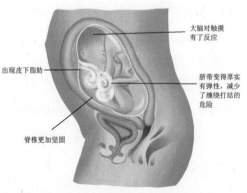

大脑对触摸有了反应

出现皮下脂肪

脐带变得厚实有弹性，减少了缠绕打结的危险

脊椎更加坚固

多休息，保持良好的心境。

胎儿的发育情况：坐高约21厘米，身长32厘米左右。大脑思维部分快速发育。此时胎儿已经能感觉到疼痛，味觉感受敏锐。内脏的形状和功能已经接近成人的状态。

▶▼ 孕27周

孕妈妈身体变化：由于子宫的压迫，肠蠕动减慢，便秘现象加重。如果发现乳房分泌出了少量乳汁，这是正常的，需注意做好乳房护理。

胎儿的发育情况：体重已有900克左右。眼睛可以睁开和闭合了，睡眠周期非常有规律。很多胎儿此时已经长出了胎发。此时，胎儿的大脑已经发育到了一定的水平，听觉神经系统也已经发育完全。

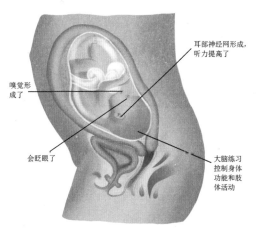

嗅觉形成了

耳部神经网形成，听力提高了

会眨眼了

大脑练习控制身体功能和肢体活动

▶▼ 孕28周

孕妈妈身体变化：子宫底已上升到肋骨下缘，顶压膈肌，孕妈妈常常会感觉到气短。因为腹部沉重，睡觉时平躺的姿势会觉得有些不舒服，可以侧卧。

胎儿的发育情况：大脑已相当发达，逐渐可以控制自己的身体了。如果外部有光亮，眼睛会有一定的感知。头上有了明显的头发，皮肤逐渐变得平滑起来。男孩的阴囊明显，睾丸已开始由腹部往阴囊下降；女孩的小阴唇、阴核渐渐突起。

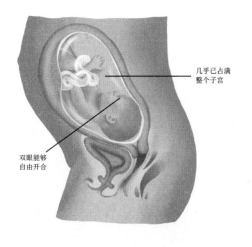

几乎已占满整个子宫

双眼能够自由开合

营养补充与饮食调整计划

孕7月，胎儿体内需要贮存的营养素增多，孕妈妈对营养的需要也达到高峰。为此，供给孕妈妈的饮食应做到多样化，以扩大营养素来源，保证营养素和热量的供给。

▶▼ 着重补充"脑黄金"

DHA（二十二碳六烯酸，是一种对人体非常重要的多不饱和脂肪酸）、EPA（二十碳五烯酸，是鱼油的主要成分）和脑磷脂、卵磷脂等物质合在一起，被称为"脑黄金"。

"脑黄金"对于怀孕7个月的孕妈妈来说，具有双重的重要意义。首先，"脑黄金"能预防早产，防止胎儿发育迟缓，增加婴儿出生时的体重。其次，此时的胎儿，神经系统逐渐完善，全身组织尤其是大脑细胞发育速度比孕早期明显加快，而足够"脑黄金"的摄入，能保证婴儿大脑和视网膜的正常发育。

为补充足量的"脑黄金"，孕妈妈可以交替地吃些富含DHA 类的物质，如富含天然亚油酸、亚麻酸的核桃、松子、葵花子、杏仁、榛子、花生等坚果类食品，此外还包括海鱼、鱼油等。这些食物富含胎儿大脑细胞发育所需的必需脂肪酸，有健脑益智的作用。

▶▼ 适量补铜

研究显示，孕妈妈胎膜早破与血清中铜元素含量较低有关。铜元素对胶原纤维和弹性蛋白的成熟起着至关重要的作用，而这二者又维持着胎膜的弹性与可塑

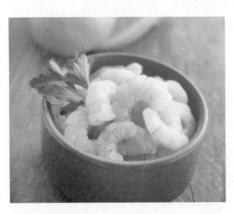

性。因此，孕妈妈体内一旦缺乏铜元素，就会导致胎膜变薄，脆性增加，弹性和韧性降低，从而导致胎膜早破。因此，孕妈妈从现在起就要增加每日铜元素的摄入量，多吃动物肝脏、豆类、海产类、粗粮、坚果等食物。但是，孕妈妈也不必太过担忧，只要自己不偏食，多种营养能均衡摄入，就能大大降低胎膜早破的危险。

▶▼　调整饮食结构

　　进入孕中期，孕妈妈营养需求增加，但是在饮食上也要注意：适当减少饱和脂肪和糖类的摄入，不要吃太多主食，以免胎儿过大，影响分娩。同时，要保证充足、均衡的营养，必须充分摄取蛋白质，适宜吃鱼、瘦肉、牛奶、鸡蛋、豆类等。另外，要吃新鲜的蔬菜和水果，补充各种维生素和微量元素。

　　因为孕中期是胎儿大脑细胞增值的高峰期，而供给充足的必需脂肪酸是满足大脑发育的必要条件。多吃海鱼则有利于孕妈妈必需脂肪酸的供给。孕妈妈还是适当摄入一些粗粮，因为粗粮中富含维生素B_1，如果缺乏则容易引起呕吐、倦怠，并在分娩时子宫收缩乏力，导致产程延缓。

▶▼　孕妈妈不宜只吃精制米面

　　孕期，孕妈妈所需糖类的主要来源就是米面，米、面中含有的人体所必需各种微量元素，如铬、锰、锌等，但人体所需的其他微量元素，如维生素B_1、维生素B_6、维生素E等，在米面精制加工过程中常常会损失掉。这些元素虽然在人体内占的比重极小，但却是人体中必不可少的，一旦供应不足便可产生一系列疾病。如果孕妈妈偏食精米、精面，孕妈妈和宝宝不仅会营养不良，还会出现贫血、代谢障碍等疾病。

　　因此，孕妈妈在生活中要注意不偏食，少吃精制大米和精制面等，尽可能以未经细加工过的食品，或经部分精制的食品作为热量的主要来源。

▶▼　增加植物油的摄入

　　进入孕7月，胎儿机体和大脑发育速度加快，对脂质及必需脂肪酸的需要增加，必须及时补充。因此，增加烹调所用植物油即大豆油、玉米油、花生油、菜籽油等的量，既可保证胎儿所需的脂质供给，又提供了丰富的必需脂肪酸。孕妈妈还可吃些花生仁、核桃仁、葵花子仁、芝麻等油脂含量较高的食物。

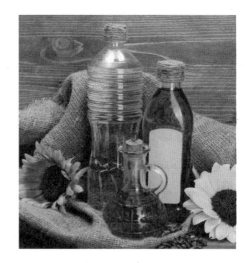

蔬菜三文鱼粥

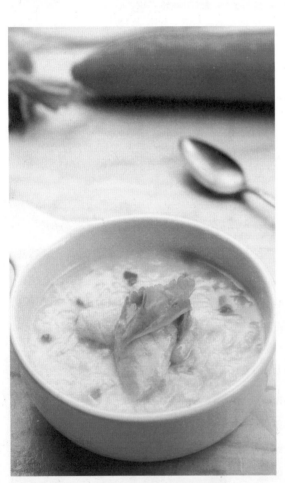

▶▶ **原料**

三文鱼120克，胡萝卜50克，
芹菜20克，水发大米适量

▶▶ **调料**

盐、鸡粉、水淀粉各3克，食
用油适量

▶▶ **做法**

1 将洗净的芹菜切粒，去皮洗好
  的胡萝卜切粒。

2 将洗好的三文鱼切片装碗，加
  盐、鸡粉、水淀粉，腌渍入味。

3 砂锅注水烧开，倒入水发大
  米，加食用油，搅拌匀，盖上
  盖，用小火煮至大米熟透。

4 揭盖，倒入胡萝卜粒，煮至胡
  萝卜软烂。

5 加入三文鱼、芹菜，拌匀煮沸，
  加适量盐、鸡粉，拌匀调味。

6 将煮好的粥盛出，装入碗中
  即可。

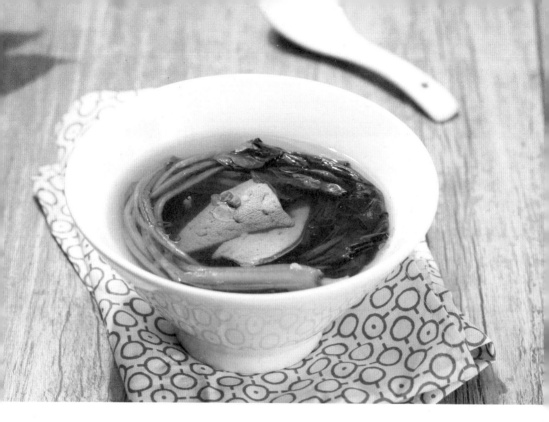

菠菜猪肝汤

扫扫二维码
轻松同步做美味

▶▼ **原料**

菠菜100克，猪肝70克，姜丝、胡萝卜片各少许

▶▼ **调料**

高汤、盐、鸡粉、白糖、料酒、葱油、味精、水淀粉、胡椒粉各适量

▶▼ **做法**

1 猪肝洗净切片；菠菜洗净，对半切开。

2 猪肝片加料酒、盐、味精、水淀粉，拌匀，腌渍片刻。

3 锅中倒入高汤，放入姜丝、盐、鸡粉、白糖、料酒，烧开。

4 倒入猪肝拌匀煮沸，放入菠菜、胡萝卜片，拌匀，煮至熟透。

5 淋入葱油，撒入胡椒粉拌匀，将做好的菠菜猪肝汤盛出即可。

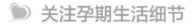 关注孕期生活细节

孕7月，胎儿各器官系统的结构和功能已经基本发育完善，对外界有害因素刺激已不那么敏感，孕妈妈可以好好享受一下孕期生活了。但是，这一阶段也面临着早产、妊娠高血压易发等问题，孕妈妈仍不可大意。

▶▼ 计数胎动

胎动是有规律的，一天中有两个时间段胎儿活动最为频繁，一个是上午7:00~9:00，另一个是晚上11:00到第二天凌晨1:00。

从妊娠七个月开始至临产前，孕妈妈每天早、中、晚各观察一小时。计数胎动时可取坐位或卧位。计数胎动一定要定时，不要想什么时候计数就计数，也不是想计数多长时间就多长时间。那种想起来就计数，忘了就不数，有空就多计数几分钟，下一次有事时就少计数几分钟的做法是不正确的。

从胎儿开始动作到动作停止记录为一次，将3小时的胎动总数乘以4，即为12小时的胎动数。正常胎动数12小时内30次左右，若下降至20次以下，或每小时小于3次，说明胎儿宫内有异常，应立即到医院检查。如果每日3次计数有困难，可在每日临睡前1小时计数1次。将每日的数字记录下来，在产前检查时给检查医生看。无论次数多少，只要胎动在正常范围内，且有规律，有节奏，变化不大就是正常的。

▶▼ 科学使用托腹带

胎儿逐渐长大，孕妈妈的肚子开始有下坠感，脊椎骨也容易不舒服，这时就可以开始穿着托腹带，给腹壁一个外在的支撑。

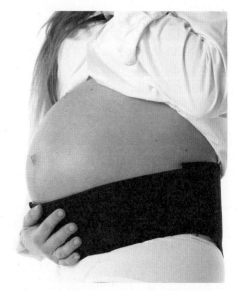

孕妈妈托腹带能为那些感觉肚子比较大、比较重，走路都需要用手托着肚子的孕妈妈提供帮助，它能托住腹中胎儿，保护胎位。托腹带还可减轻腹部对腰部及脊椎造成的负担，保

持臀部的美丽曲线，尤其是对连接骨盆的各条韧带发生松弛性疼痛的孕妈妈。

在使用托腹带的时候，为了不影响胎儿发育，托腹带不可包得过紧，晚上睡觉时应脱掉。托腹带的伸缩弹性应该比较强，可以从下腹部托起增大的腹部，从而阻止子宫下垂，保护胎位，减轻腰部的压力。除睡眠时间外，其余活动时皆可穿着托腹带。

▶▼ 预防妊娠高血压

在孕7月末一直到分娩前的这段时间，是妊娠高血压综合征的高发时期。妊娠高血压综合征是指孕妈妈出现高血压、水肿及蛋白尿，严重时可出现抽搐与昏迷，简称"妊高征"。

为避免出现妊高征，孕妈妈在日常生活中要做好以下几点：坚持定期进行产前检查，有必要者增加产前检查次数，以便在病症轻微时就能够得到及时的治疗和控制；注意饮食调配，保证低盐、低热量、高蛋白的饮食原则，每日饮水量不要过大，每餐以八成饱为宜。

患有中重度妊高征的孕妈妈，一定要住院治疗，经治疗不愈甚至病情加重时，可以提前分娩或终止妊娠。

▶▼ 预防妊娠抑郁症

进入孕7月以后，随着早产的可能出现，部分孕妈妈容易患上妊娠抑郁症。如果孕妈妈出现了焦急、惶恐、神经过敏、压抑感、易怒、害怕责难、害怕孤独，以及在身体上出现头晕目眩、胸口疼痛、便秘、腹泻、头痛、疲惫、虚弱、易累等症状，一定要及时和家人沟通，及时向医生寻求帮助。此外，孕妈妈还要多进行自我调整，尽可能分散自己的注意力，多做一些能够占据自己思维空间的事情，或者多和好朋友聊聊天，也可以找过来人取取经，尽可能地向她们倾诉自己的困扰，使自己在更多的时间中保持放松和冷静的状态。孕妈妈要客观地看待自己所担心的问题，使自己的内心强大起来，切忌对未知情况妄加揣测。

▶▼ 警惕异常瘙痒

进入孕7月，有的孕妈妈的皮肤瘙痒加重了，而且不光是肚皮、手臂等处瘙痒，手心、脚心也觉得发痒，这时孕妈妈要提防自己是否患上了妊娠期肝内胆汁淤积症。这种病通常发生于孕26~35周之间，瘙痒部位以手心、脚心最为常见，之后还会伴随黄疸的出现，有的孕妈妈甚至因为瘙痒而无法入睡。

患有此病的孕妈妈早产率达36%，围产期胎儿死亡率高达11%，还容易伴有妊娠高血压综合征等疾病，增加产后出血的可能性。因此，一旦孕妈妈出现了以上症状，就要及时就医，必要时提前终止妊娠，否则会对母婴健康造成严重危害。

▶▼ 避免劳累预防早产

孕妈妈压力越大，早产发生率越高。现代人工作忙碌，压力大，甚至经常加班熬夜，有很多的早产都是因为孕妈妈劳累所致。怀孕期间，孕妈妈要注意减轻劳动强度，增加休息时间，有任何不适要尽快就医。

要预防早产，最重要的是孕妈妈要随时找时间休息，不要让自己处于太劳累的状态，因为有七八成的早产是不明原因的，一旦发现子宫有不正常的收缩，要立即卧床休息。如果休息没有用，子宫还是会有不正常的收缩，甚至到每10分钟收缩一次的程度，就要赶快到医院，由医生采取必要的措施，包括吃药安胎或是输液等。

▶▼ 准爸爸的支持

孕7月，孕妈妈的腹部迅速增大，会感到很容易疲劳，有的孕妈妈还会出现脚肿、腿肿、静脉曲张等状况。准爸爸在以后日子里应该更加体贴妻子。

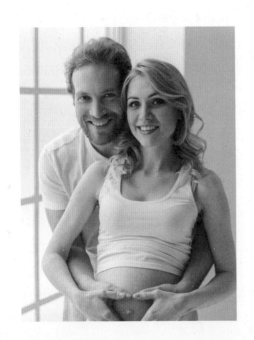

▶ 陪同妻子参加产前培训课程，了解有关分娩的正确知识。

▶ 与妻子商量决定入住的分娩的医院。

▶ 多与妻子谈心，交流彼此的感觉，帮妻子克服心理上的恐慌和无助情绪。

▶ 帮妻子按摩，揉揉后背、肩，按摩腿和脚，以减轻她的酸疼不适。

产检安排和提醒

这个月的产检项目与上个月差不多，主要是进行常规的检查，包括测体重、量血压、测量宫高和腹围、尿常规检查、B超检查及听胎心音。

▶▼ B超检查

孕28~31^{+6}周要做一次B超检查，以评估胎儿的大小和发育情况，观察胎位是否正常，胎盘、羊水的情况是否正常，还有脐动脉血流情况。这些信息可以判断胎儿的健康状况和为孕妈妈选择分娩方式提供信息。

这个阶段，胎儿的正常体重在2000克左右，如果胎儿的体重没有达标，说明体重偏轻，胎儿发育过小。当产检发现这种状况后，孕妈妈要及时补充营养和调养身体，缓解胎儿宫内发育迟缓的问题。

当胎儿体重超过4000克以及胎头双顶径大于9.5厘米时就算作巨大儿了。胎儿过大，不利于孕妈妈顺产，还容易引起胎儿臂丛神经损伤、颅内出血等。当产检结果发现这一现象后，孕妈妈应咨询医生，调整饮食，并在医生的指导下选择合适的分娩方式。

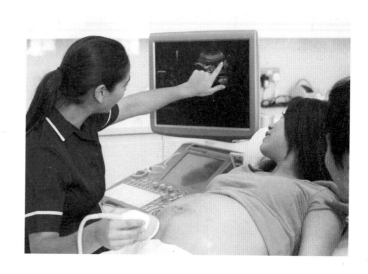

▶▼ 胎盘检查

医生会注意无痛性阴道流血，因为妊娠晚期的无痛性阴道流血是前置胎盘的典型症状。如前所述，正常妊娠时，胎盘附着于子宫的前壁、后壁或者侧壁。如果胎盘部分或者全部附着于子宫下段，或者覆盖在子宫颈内口上，医学上称为"前置胎盘"。一般，医生会根据B超检查结果判断胎盘的位置，如果出现前置胎盘，孕妈妈一定要在产科医生的指导下合理安排生活，以防孕晚期出血。

孕妈妈安全"孕"动

随着孕程的推进，孕妈妈的身体负担进一步加大，行动显得日益笨拙。此时，坚持运动，一方面可以使孕妈妈保持灵活的身体，另一方面还能有效缓解孕期中出现的各种不适，迎接即将到来的生产。

 狗式瑜伽

Step1　　背部挺直跪在垫子上，双手放在膝盖上。

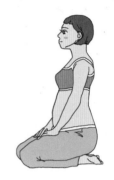

Step2　　将双手放在垫子上，分开与肩同宽；双腿分开与髋同宽，脚趾踩在垫子上。

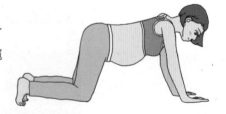

Step3　　吸气，抬高臀部，伸直膝盖；呼气，上半身向下压，保持此姿势，以感觉舒适为限。再呼气，恢复到起始姿势，稍作休息。

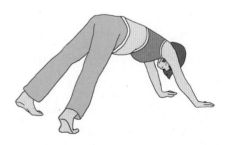

▶▼ 伸展运动

日常有规律的伸展运动，可以帮助孕妈妈提高身体的灵活性，提高身体各部分的协调能力，还能预防肌肉和骨骼的坚硬和疼痛。

1 **伸展小腿：** 改善小腿抽筋与疼痛。左腿向后跨出一大步，在自己感觉舒适的范围内步子越大越好，左脚跟着地。身体前倾，右膝弯曲，把双手放在右大腿上。坚持20~30秒，换另一侧腿重做。

2 **伸展大腿：** 改善大腿酸疼。站姿，用左手抓住左脚，慢慢地向后弯曲抬升，会感觉到大腿的前面部分有伸拉的感觉。平衡能力不是很好的孕妈妈，可以用右手抓住椅背或扶墙。保持这个动作20~30秒，然后换另一侧做，重复练习2~3次。

3 **伸展手臂：** 改善手肘和手腕痛。站姿，右手弯曲，指尖向上，左臂伸直，置于右肘内侧，伸展左臂。坚持20~30秒，换边重做，重复练习2~3次。

💬 和准爸爸一起做胎教

孕7月，胎儿的脑部日渐发达，可以控制身体的各项功能。他的神经系统、感觉系统有了明显的进步，眼睛对光线的明暗非常敏感，甚至能躲避强光了。除此之外，嗅觉与触觉也很发达。针对胎儿的发育特点，孕7月主要需要关注以下胎教方式。

光照胎教

开始光照胎教前，孕妈妈和准爸爸需要准备的道具是一个光线不太过强烈的手电筒。然后孕妈妈先找准胎儿头部所在的区域，将手电筒对准该区域进行照射。照射距离不宜太近，控制在20~40厘米的范围内；照射时间持续30秒，此后可逐渐延长照射时间，但每次照射最长不可超过5分钟。在一处照射点照射完毕后，选择新的照射点进行照射，孕妈妈可以移动手电筒，移动范围应保持在胎头附近，每次胎教反复移动3~5次即可。在即将结束照射时，孕妈妈可将手电筒反复开关几次，加强照射的效果。

孕妈妈在开始前和结束后还可以与胎儿对话，告诉胎儿何时开始，何时结束，让胎儿意识到"白昼"和"黑夜"的交替存在。

光照胎教在孕7月以每周进行3次左右为宜，孕8月以后可以每天进行1次。胎教时段最好选择睡前或起床后，每次的时间要固定，并且要在胎儿醒着（有持续胎动）的时候进行。

对话胎教

孕妈妈讲话的声音对胎儿有很好的情绪安抚作用，因此，孕妈妈要多和胎儿说话，通过许多有趣的胎教游戏，增加与胎儿的互动。

在日常生活中，孕妈妈可以随时用温柔的声音，向胎儿"介绍"亲朋好友，

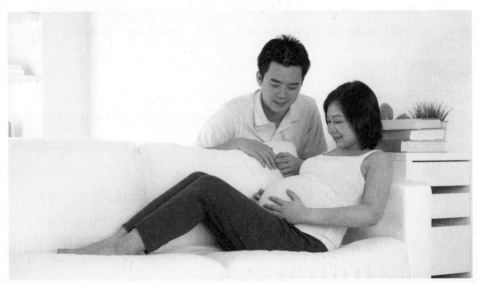

告诉他大家都很喜欢他。胎儿若经常听到孕妈妈的声音，出生后，妈妈的声音会使他有安全感，孕妈妈对胎儿的爱，可以通过声音在孕期表达出来。

对话胎教从来都需要准爸爸参与，爸爸浑厚的低音更容易传达到子宫内部，久而久之对胎儿而言也是一种良好的语言刺激。

▶▼ 给宝宝读散文

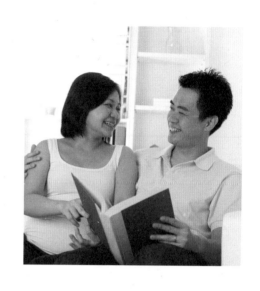

在给宝宝讲童话故事的同时，孕妈妈也可给宝宝念一些名家的散文，通过对这类短小优美、生动有趣、自由不受约束的文章的阅读，能让宝宝也徜徉在浪漫自由的文学氛围中，受到良好的熏陶。孕妈妈可以多读鲁迅、朱自清、冰心、巴金、徐志摩以及张小娴、余秋雨等现当代作家的抒情、叙事类散文，只要是文辞优美、反映美好事物的文章即可。

▶▼ 教宝宝学英文

孕妈妈制作完数字教学卡片后，可以依照原来的尺寸和样式，接着制作一些字母卡片，带着宝宝认识一下英文中的26个字母。唯一不同的是，孕妈妈可以正反两面使用教学卡片，正面写上大写的英文字母，背面写上小写的字母，可以分别用两种颜色。

孕妈妈重复地念出字母的发音，再用冥想的方式在脑中反复描摹它们的写

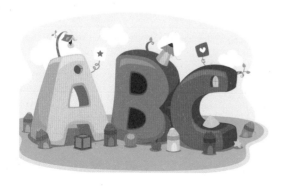

法，同时还可以想象一下和这个字母形象相似的物体，比如字母"A"，和它相像的有屋顶、铁塔、梯子、窗户等。孕妈妈每天只需讲解一个字母的大写或小写形式即可，不必操之过急，讲解时间控制在10~20分钟。

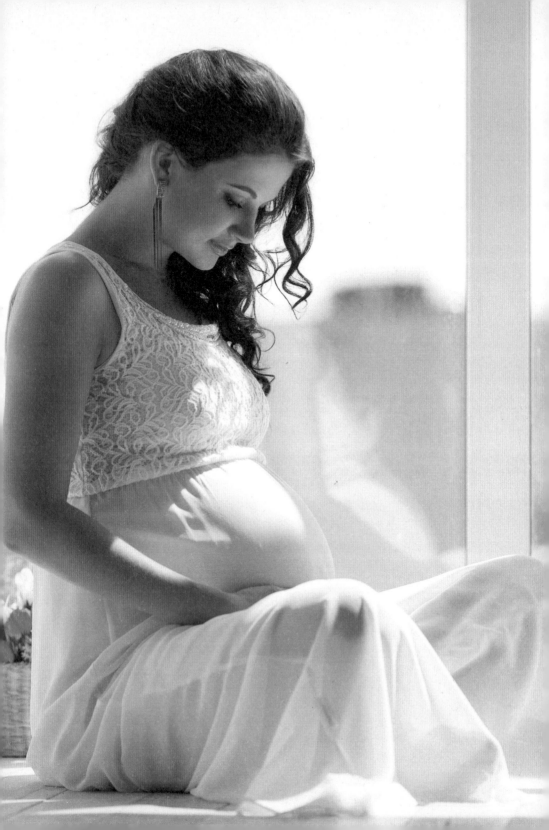

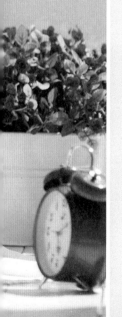

Part 04

孕晚期：
迎接小天使的到来

　　孕中期的美好时光很快就过去了，从29周开始直到分娩结束，孕妈妈便进入孕晚期，不仅行动不如从前灵活，心理上也多了一些对即将到来的分娩的害怕。所谓知难不难，本章重点介绍孕晚期孕妈妈各月的饮食、生活保健和产检要点，同时针对临产的心理和信号进行解说，让孕妈妈对孕晚期各月的生活和临产注意事项做到心中有数，轻松迎接宝宝的到来！

孕8月：防止宝宝提前报到

进入孕8月，孕妈妈的子宫向前挺得更为明显，身体也越来越笨重，经常会给孕妈妈带来诸多不舒服。孕妈妈此时宜多与其他孕妈妈和有经验的女性交流，多学一些孕产知识和生活保健常识，让自己生活得更舒适，从而保持积极的心态，促进健康。

妈妈与宝宝成长周记

8个月的胎儿，身体长得特别快，身体各个器官都已基本发育完全，大脑趋于成熟，听觉能力已具备，视觉也基本发育完全。胎儿的骨骼变得结实，皮肤富有弹性，看起来很像一个新生儿了。而孕妈妈的肚子变得非常大，身体越发笨重。

▶▼ 孕 29 周

孕妈妈身体变化：轻轻触摸子宫时，常会感觉到子宫一阵阵发紧，但并不觉得疼痛，这属于正常现象。此时，孕妈妈要注意多休息，不要让自己的身体过于疲劳。

胎儿的发育情况：体重已有1300多克，坐高约26厘米。大脑、肠胃系统、呼吸系统等都接近于成熟，听觉已发育完全，对外界的声音刺激反应更为明显。视觉系统也趋于成熟。

▶▼ 孕 30 周

孕妈妈身体变化：体重继续增加，感觉身体沉重，肚子大得看不到脚下，行动越来越吃力。子宫上升到心窝附近，孕妈妈常常会有呼吸困难、胃部不适的症状。

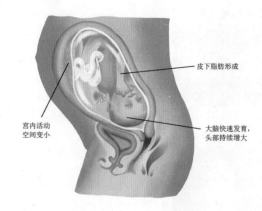

皮下脂肪形成

宫内活动空间变小

大脑快速发育，头部持续增大

胎儿的发育情况： 体型明显增大，骨骼和关节已经比较发达，接近新生儿的形态。由于胎儿在子宫内占据的空间越来越多，活动空间相应变小了，胎动也少了。男孩的睾丸已经下降到阴囊，女孩的阴蒂已经突出来，不过还没有完全被小阴唇覆盖。

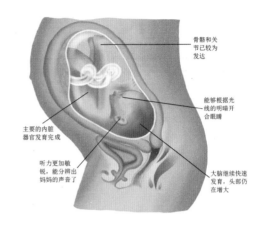

骨骼和关节已较为发达

能够根据光线的明暗开合眼睛

主要的内脏器官发育完成

听力更加敏锐，能分辨出妈妈的声音了

大脑继续快速发育，头部仍在增大

▶▼ 孕 31 周

孕妈妈身体变化： 呼吸越发困难，常常会觉得喘不上气来。子宫底已上升到膈处，食欲下降，睡眠不好。能感觉到的胎动减少了。

胎儿的发育情况： 肺部和消化系统已基本发育完成。眼睛时开时闭，可以看清楚子宫中的景象，也能看到光线。如果有亮光照进妈妈的腹部，会随着光线转头，甚至会用手触摸光线。

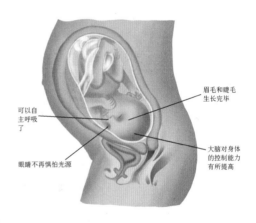

眉毛和睫毛生长完毕

可以自主呼吸了

眼睛不再惧怕光源

大脑对身体的控制能力有所提高

▶▼ 孕 32 周

孕妈妈身体变化： 每周体重可能会增加500克，这是正常的，不过要注意合理控制，以免增加太快导致胎儿过大，造成分娩困难。

胎儿的发育情况： 皮肤变得比以前透明和粉红，脚趾甲全部长出来了。四肢还在继续生长，体型基本固定，体重每周增长约 200 克。在孕妈妈肚子内的活动越来越少，动作幅度也减小了。

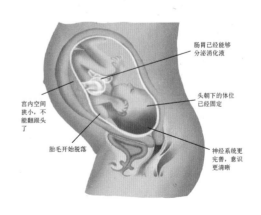

肠胃已经能够分泌消化液

宫内空间狭小，不能翻跟头了

头朝下的体位已经固定

胎毛开始脱落

神经系统更完善，意识更清晰

营养补充与饮食调整计划

孕晚期胎儿生长速度快，体内营养素储存速度也加快，因此孕妈妈的膳食要多样化，营养应全面平衡，在孕中期膳食基础上要增加各种优质蛋白质的摄入量。

▶▼ 重点补充糖类

孕8月胎儿的发育特点是开始在肝脏和皮下储存糖原及脂肪，需要消耗大量的能量，所以孕妈妈需要注意补充糖类。如果这个阶段孕妈妈对糖类的摄入不足，可能会造成蛋白质缺乏或者酮症酸中毒。孕妈妈应增加大米、面粉等主食的摄入量，适当增加粗粮，如小米、玉米、燕麦片等，保证每天进食400克左右的谷类食物。

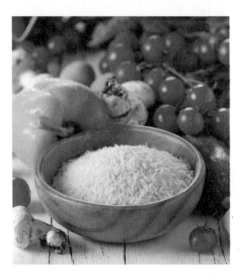

▶▼ 保证钙和维生素 D 的摄取

孕妈妈在整个孕期都需要补钙，以孕晚期的需求量为最大，这是因为胎儿牙齿和骨骼的钙化在加速，其体内钙质有一半以上是在孕晚期储存的，因此需要更多的钙质。而摄入更多的维生素D，能够促进钙质的吸收。因此在孕晚期，孕妈妈每日应摄入不少于1500 毫克的钙和10微克的维生素D。

▶▼ 补充足量 α－亚麻酸

从孕8月开始是胎儿大脑发育的关键时期，而α－亚麻酸是构成大脑细胞的重要物质基础，它在人体内可以转化成DHA和EPA，是胎儿的"智慧基石"。如果在孕期没有补充足够的α－亚麻酸，则可能导致胎儿形体瘦小、智力低下、视力不好、反应迟钝、抵抗力弱等。人体自身不能合成α－亚麻酸，必须从食物中获得，如亚麻籽油、深海鱼等。

▶▼ 适量补充锰元素

锰是人体必需的微量元素之一，它在人体肝脏、骨骼、脑垂体中的含量较高，直接影响到人体骨骼的生长、血液的形成、分泌系统和生殖系统的功能、蛋白质和核酸的合成、糖类和脂肪的正常代谢等。为保证胎儿的正常发育，避免出现生长停滞、骨骼畸形或软骨病，孕妈妈在这一阶段要补充足够的锰元素。

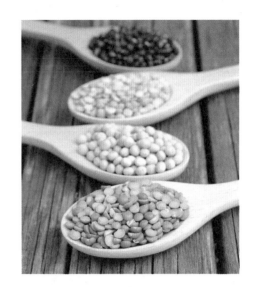

富含锰的食物有粗粮、坚果、豆类和绿叶蔬菜，其中以粗粮含量最为丰富，孕妈妈如果被查出缺乏锰元素，一定要及时进行补充。

▶▼ 饮食宜量少而丰富

孕妈妈除了要坚持少食多餐的原则，还应注意每餐所食用的食材种类，尽量使之丰富，所含的营养素也要尽量多元，如蔬菜、水果、粗粮、肉类、坚果、豆类、奶类、鱼类最好都有一些，其中蔬菜和水果的种类尽量丰富一些。

▶▼ 多吃粗粮

孕妈妈吃主食，宜粗细搭配、荤素搭配，尤其不要因为刻意追求精致而使得某些营养元素吸收不够，因为有些营养素更多的是包含在粗粮里。粗粮还有意想不到的食疗作用，能有效降低孕妈妈流产和早产的发生率。

不过，孕妈妈补充粗粮也要适量，还要注意不能和奶制品、补充铁或钙的食物或药物一起吃，最好间隔40分钟左右。这是因为粗粮里含有比较丰富的纤维素，摄入过多纤维素不仅不能够促进消化，还可能影响对微量元素的吸收。而粗粮和补铁剂或补钙剂一起吃，会影响孕妈妈对铁、钙的吸收。吃奶制品时同时吃纤维素含量较高的粗粮，也会影响对钙的吸收。大量纤维素摄入还会影响人体对蛋白质、脂肪、胆固醇等的吸收。

▶▼ 选择体积小、营养价值高的食物

这样的食物不仅体积小、营养含量丰富，还能帮助孕妈妈减少食用量，从而控制热量的摄入，可谓一举两得，这样的食物有黄豆、虾皮、鸡蛋、鹌鹑蛋、花生、核桃、松子、樱桃等。

营养食谱
推荐

扫扫二维码
轻松同步做美味

蒸三文鱼

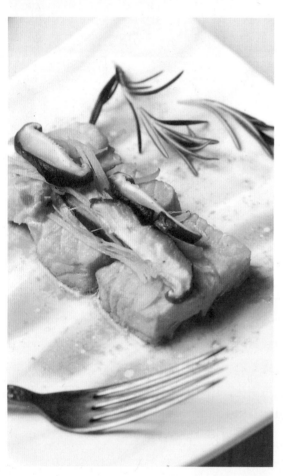

▶▼ **原料**

三文鱼100克，洋葱20克，香菇20克，姜丝10克

▶▼ **调料**

酱油少许

▶▼ **做法**

1 三文鱼切大块，放入盘中；洋葱切丝，并摆放在切好的三文鱼上。

2 香菇切片，放在三文鱼上；姜丝摆放在三文鱼上。

3 蒸锅内注水烧开，将三文鱼盘放入蒸锅，蒸6分钟左右。

4 关火，取出蒸好的三文鱼，将汤汁倒入小碗，加适量酱油拌匀，淋在三文鱼上即可。

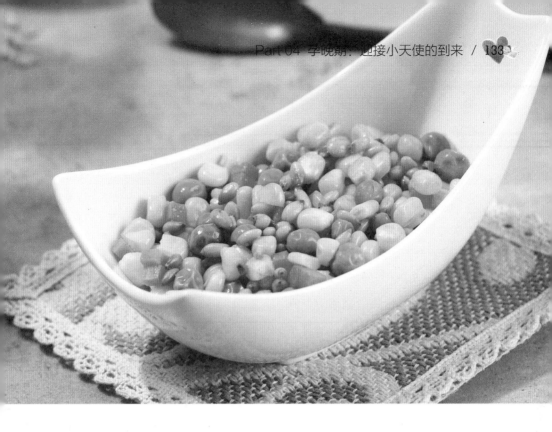

松仁玉米

▶▶ **原料**

玉米、青豆各70克，松仁20克，胡萝卜50克，牛奶30毫升

▶▶ **调料**

盐2克，白糖3克，水淀粉4毫升，食用油适量

▶▶ **做法**

1 洗净去皮的胡萝卜切条，切丁。

2 锅中注入适量的清水大火烧开，倒入青豆，搅拌煮沸。

3 再加入胡萝卜、玉米，煮至断生，将食材捞出，沥干水分，待用。

4 热锅注油烧热，倒入焯好的食材，翻炒均匀。

5 倒入牛奶，加入盐、白糖，翻炒调味，加入适量的水淀粉，快速翻炒收汁。

6 关火，将炒的菜盛出装入盘中。

7 用油起锅烧热，倒入松仁，翻炒香，关火，将炒好的松仁浇在玉米上即可。

🌸 关注孕期生活细节

在孕8月以后，胎儿生长迅速，孕妈妈子宫增大很明显，对外来刺激都非常敏感，孕妈妈要多注意，发生不适时要及时调整。

▶▼ 心理调适很有必要

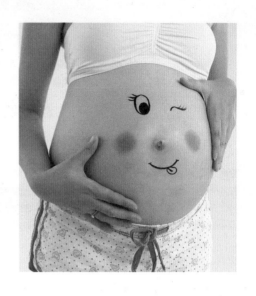

孕晚期孕妈妈各种负面情绪的发生率依次为情绪不稳定、紧张焦虑、易哭、心悸不安、忧郁、易激惹。

孕晚期认知障碍问题的发生率依次为生活空虚、自责、猜疑等。其他还有性兴趣减退、能力减退、思考困难、兴趣丧失、决断困难，以上各项内容绝大部分与产后抑郁的发生有关。孕晚期过度焦虑不但可以影响胎儿的生长发育，也会使一些孕期并发症的发生率增加，如妊娠期高血压综合征、早产等。

孕晚期应注意孕妈妈情绪、认识和态度等方面的变化，及时给予心理咨询并通过生物肌电反馈仪进行心理干预。为她们提供有关妊娠、分娩的知识，改善她们的认知方式，恢复自我认知能力，调动其主观能动性，以更好地适应环境，保持身心的健康和谐。

▶▼ 改善孕晚期的睡眠障碍

到了孕晚期，即使是孕早期睡眠很好的孕妈妈也会受到失眠的困扰。许多孕妈妈由于多种原因而无法安眠，要针对不同因素导致的睡眠困扰采取不同的对策。

首先，激素水平的改变是导致孕妈妈出现睡眠障碍的原因之一。体内激素的改变会使孕妈妈在精神上和心理上都比较敏感，对压力的耐受性降低，导致忧郁和失眠的发生。此时，学会压力转换，自我心理的调适以及家人的关怀对于稳定孕妈妈情绪十分重要。孕妈妈应学会给自己心理减压，也可以参加准父母学习班，与班上的孕妈妈、老师交流。

其次，腹部增大、胎动频繁、腰背疼痛等也可能导致孕妈妈出现睡眠障碍。这时，医生大多建议孕妈妈采取左侧卧位睡眠，实际上没有一个人能够一夜保持一个姿势睡眠，孕妈妈不必这样严格要求自己，只要避免仰卧位睡眠就可以了。左右侧交替侧卧，可以缓解背部的压力。另外，将枕头放在腰部下方或夹在两腿中间会舒服些，将被子、摞起来的枕头垫在背后也会减轻背部的压力。

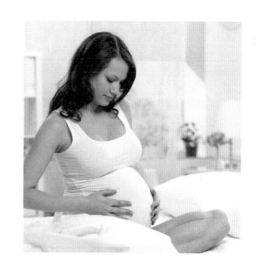

此外，孕晚期尿频、气短、多梦等也会导致孕妈妈出现睡眠障碍。这时，除了注意饮食外，还应做到睡前不要做剧烈运动，应该放松一下神经，可以冲一个温水澡，喝一杯热牛奶；养成有规律的睡眠习惯，早起早睡；如果辗转反侧不能入睡，可以听听音乐、看看书，感觉疲劳就容易入睡了，第2天再午睡以补充睡眠。

▶▼　积极防治便秘

孕期大部分孕妈妈都会有便秘的烦恼，尤其是进入孕晚期，由于孕妈妈活动减少，胃肠的蠕动也相对减少，食物残渣在肠内停留时间长，便秘的症状就越发严重，出现严重便秘的症状。此时毒素就会被身体吸收，对胎儿造成危害。当孕妈妈出现大便很硬，很难排解，腹部感觉很胀，甚至出现便血的症状时，这就是发生了严重便秘的情况了，需要去医院进行治疗。

对于便秘，重要的是要利用生活调节治疗方法，积极预防。首先，要学会分析产生便秘的原因，调整生活方式，养成定时排便的习惯，避免滥用药物。

其次，提倡均衡饮食，适量增加膳食纤维，多饮水。增加膳食纤维摄入和增加饮水量都能加强对结肠的刺激，增强动力，促进排便。含膳食纤维丰富的食物主要有麦麸、糙米、蔬菜、含果胶丰富的水果如杧果、香蕉等。

此外，可通过适量的运动促进肠管蠕动，解除便秘，步行、慢跑和腹部的自我按摩等。

▶▼ 为母乳喂养做准备

如果你已经决定要用自己的乳汁喂养宝宝，那么为了能让母乳喂养顺利开始，从怀孕开始你就应为产后母乳喂养做好各方面的准备。

在怀孕期间，乳房上皮脂腺的分泌增加，乳晕上的汗腺也随之肥大，乳头变得柔软，而汗腺与皮脂腺分泌物的增加也使皮肤表面酸化，导致角质层被软化。因此，孕期孕妈妈宜每天对乳房进行清洁。保持乳房局部的卫生，最好选择温开水擦洗。如果乳头结痂难以除掉，可以先涂抹一些植物油，待结痂软化后再用清水清洗干净。

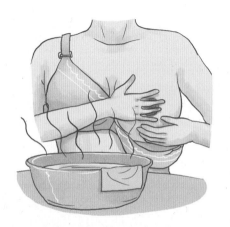

在孕晚期，孕妈妈要经常按摩乳房，促使分娩后乳液产生，并能使乳腺管通畅，有利于产后哺乳。在按摩前，可先用热毛巾对乳房进行热敷，以软化因乳腺增大出现的肿块，使乳房按摩达到更好的效果。然后用两手拇指和食指自乳房根部向乳头方向按摩，每日2次，每次20下。

此外，孕妈妈还可以从这个月开始向产科医生或母乳喂养的妈妈学习有关母乳喂养的基本知识，收集有关的信息，为母乳喂养做好基本的知识储备。

▶▼ 准爸爸的支持

进入孕晚期，孕妈妈行动愈加不方便，睡眠质量不好，食欲会有所下降，缺乏耐心，容易变得急躁。准爸爸面对妻子的种种变化，应该做到以下几点。

▶ 宽容对待妻子的抱怨和牢骚。

▶ 保证妻子的睡眠与休息时间，并鼓励她做适当的活动。

▶ 节制性生活，为避免引起早产，后期应该禁止房事。

▶ 转移妻子的注意力，为她消除不安和焦虑，与她一起为宝宝起名字，探讨未来宝宝的可爱模样，调动妻子的母爱情绪。

🍃 产检安排和提醒

从第29周开始，孕妈妈就进入了孕晚期，这时的产检开始变得频繁起来，孕29~36周，每2周产检一次，孕36周后每星期一次。此时期的产检基本项目没有明显变化，只是更关注于妊娠糖尿病、妊娠高血压等高危因素，并且对于分娩方式的选择要结合临床和实际进行合理的分析。

▶▼ 胎心监测

胎心监测工作一般是从32周的产前检查中开始。从怀孕37周开始，每周的产前检查都会要做一次胎心监测，通过胎心监测，能够检查出胎儿是否存在宫内缺氧等宫内异常情况。胎心监护一般持续20分钟，如果胎儿在此期间胎动次数超过3次，每次胎动时，胎心每分钟加速超过15次，则可以说明胎儿在宫内无明显异常。如果没有达到这两项数值，也不能说明胎儿出现了异常情况，需要继续监测1小时左右，以得出更加准确的判断。

▶▼ 妊娠高血压综合征筛查

怀孕32周以后是妊娠高血压综合征的高发时期，孕期缺乏营养、年龄因素、有高血压病史或家族史、慢性高血压、慢性肾炎等都可以增加患此病的风险。一般来说，初产妇的发病率更高，一旦发病，危害大。因此，这次产检必须进行此病症的筛选，以免在之后的妊娠和分娩过程中对孕妈妈和胎儿产生严重的危害。

孕妈妈需要进行眼底检查、体重、血压、尿量、凝血功能、尿常规、心肝肾功能等各项常规检查，还应对胎儿进行胎心、胎儿发育情况、胎动、B超监测胎儿宫内状况、胎心监护和脐动脉血流等各项常规检查。

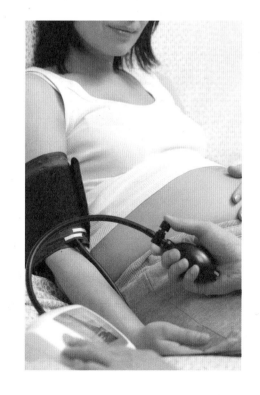

孕妈妈安全"孕"动

在孕晚期进行瑜伽运动，可以增强孕妈妈的体力和肌肉张力，增强身体的平衡感，提高整个肌肉组织的柔韧度和灵活度，使顺产的概率增加，还可以减轻痛苦，但运动量需要视孕妈妈的身体状态决定。

▶▼　蹲式二式

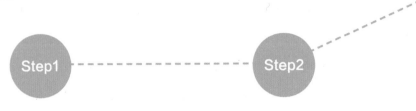

直立，两脚并拢，两手掌心向内，自然下垂。

吸气，双手前平举，再将双腿左右稍稍分开。

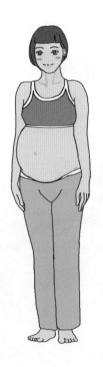

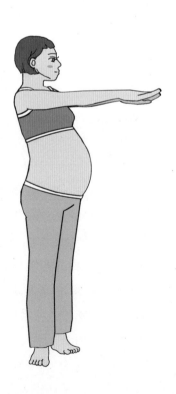

Step3

呼气，双膝左右分开向下蹲，保持3~5个呼吸；再吸气时，用股四头肌的力量，慢慢站立起来。

Step4

呼气再吸气时，踮起脚尖，腰背挺直，保持3~5个呼吸；再呼气时，恢复到起始姿势，稍作休息。

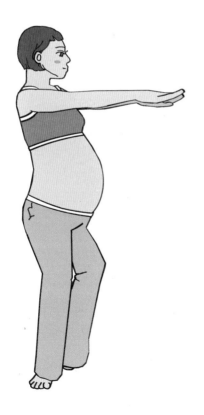

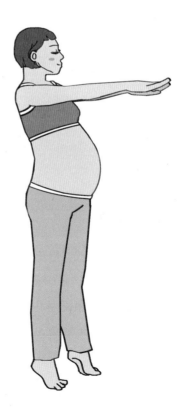

▶▼ 臀位纠正训练

纠正臀位最常用又比较安全的方法是采用膝胸卧位。

操作方法：让孕妈妈跪在硬板床上，双上肢及胸部紧贴床垫，臀部抬高，大腿与床面垂直。这样便可使胎儿臀部从骨盆中退出，并可借助胎儿重心的改变，促使胎儿从臀位转为头位。每日进行2次，每次15分钟，可安排在清晨或晚上进行，事前应解小便，并松解腰带。通常可在1~2周见效。

膝胸卧位对于肥胖或有高血压的孕妈妈来说仍是个不小的负担，国外有学者提出采用臀高头低位也同样可以达到纠正臀位的目的。在睡眠时，将臀部垫高，这种体位不会使孕妈妈感到太多的不适，更体现了人性化的关怀。

采用上述方法不能纠正的臀位，也不必勉强地进行纠正。胎儿臀位的孕妈妈要避免负重及节制性生活，以防胎膜早破；在破膜后要平卧，防止脐带脱垂。

💬 和准爸爸一起做胎教

进入孕晚期，胎儿的感官能力越来越接近出生后的婴儿，还具备了记忆力。因此，孕妈妈要抓住这个进行胎教的最佳时机，不断重复每种胎教中的同一种刺激方法，让胎儿对这些胎教内容更加熟悉，使这些信息能够逐渐进入他的记忆系统，在他出生后进行胎教巩固时，就能得到事半功倍的效果。

▶▼ 两个人的"找茬"游戏

在孕晚期，孕妈妈需要更多地进行卧床休息，加上情绪有可能较为紧张和忧虑，此时迫切需要一种既能缓解心情、分散精力，又能作为胎教手段的方法。那就带着宝宝玩一玩经典的找茬游戏吧。所谓"找茬游戏"，是指寻找两幅看似相同图画中的不同之处，并尽量找全。

孕妈妈最好选择印在书上的找茬游戏，避免电脑和手机的辐射污染，图画内容的选择也要尽量简单，最好是色彩明亮、主题积极的图画，孕妈妈玩起这样的游戏，才能既不感到疲惫，又兴趣盎然。此外，通过这样的胎教方式，还能活跃孕妈妈的大脑，从而带动胎儿的大脑运转，让宝宝出生后更聪明。

▶▼ 讲讲自己小时候的事儿

想要争取更多胎教机会的准爸爸，不如和宝宝聊一聊自己的童年。给孕妈妈和胎儿看看自己小时候的照片，让宝宝看看爸爸刚出生时的模样。再讲一讲自己小时候的趣事，曾经多么调皮，或者多么听话，都干过些什么古灵精怪的事情，有过什么有意思的糗事，或者有哪些值得骄傲的回忆等。

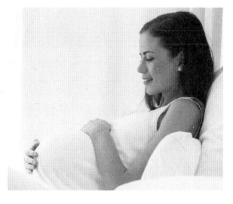

孕妈妈也可以参与进来，对比准爸爸的童年经历，孕妈妈也可以讲讲自己小时候。在爸爸不乖的时候，妈妈是多么地听话懂事，在爸爸调皮捣蛋的时候，妈妈又是如何的乖巧文静；又或者，妈妈比爸爸的淘气要有过之而无不及。通过这样的家庭对话，孕妈妈一定是兴趣盎然又感到身心愉悦的，这样能让胎儿也跟着快乐起来，听得"不亦乐乎"。

▶▼ 学汉字

在学习过数字字母、拼音之后，孕妈妈可以开始教胎儿学汉字了。可以从笔画数最少又具有较为简单含义的汉字开始教起，如"一""二""十""人""儿""力"等。孕妈妈当然还是要先制作教学卡片，然后再按照上文中介绍的，反复将形象印入脑中、反复念出发音、脑中反复临摹写法、脑中联想搜集形似事物的方法，进行汉字胎教教学。

▶▼ 认识图形

在学习数字、字母、拼音和汉字的同时，孕妈妈可以让胎儿认识一些简单的图形了，如正方形、长方形、圆形、半圆形、三角形、梯形、菱形、扇形、心形、星形等平面图形，以及正方体、长方体、球形等立体图形。

首先，孕妈妈还是要制作教学卡片，并为各种图形上色，如果孕妈妈认为立体图形不易绘制，也可从网上下载图片、用电脑软件绘制，或直接购买现成的教学图片。开始教学时，孕妈妈还是要按照上文中介绍的，首先反复将图形及其轮廓特征印入脑中，再反复念出这个图形的名称，并在脑中反复临摹图形的轮廓，最后开始在脑中联想搜集形似该图形的事物。其中最后的紧密联系生活实际，是最为重要的。

孕9月：胜利就在眼前

进入孕9月，孕妈妈必须做好各方面充分的准备以及保健工作。因为在最后的"胜利"没有到来之前，孕妈妈的一举一动都涉及胎儿的安全。走好妊娠这最后一段路程，避免意外发生，不仅需要配合医护人员的工作，更要做好自我保健。

妈妈与宝宝成长周记

本月，胎儿基本发育完全，只有部分器官还在继续完善。胎儿的头部将朝下，并逐渐下沉，形成准备出生的状态。孕妈妈的腹部变得更大了，压迫着心脏、肺等器官，引起心悸、气喘、胃胀、尿频等症状。

▶▼ 孕33周

孕妈妈身体变化：由于胎头下降，会时常感觉尿意频繁，骨盆和耻骨联合处酸疼不适，腰痛加重。不规则宫缩的次数增多，腹部经常阵发性地变硬变紧。外阴变得柔软而肿胀。

胎儿的发育情况：呼吸系统和消化系统已经接近成熟，骨头也在逐渐变硬。头发更加浓密了，指甲也已经长到指尖，皮肤不再那么皱，看上去平滑了很多。此时，宝宝的胎位差不多要固定了，他将逐渐头朝下，形成头位，为顺利出生做准备。

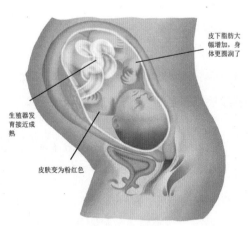

皮下脂肪大幅增加，身体更圆润了

生殖器发育接近成熟

皮肤变为粉红色

▶▼ 孕34周

孕妈妈身体变化：脚、脸、手等部位肿得更厉害了，这时一定不要限制水分的摄入。初产妇的胎儿头部大多已降入骨盆，紧压住子宫颈口，经产妇的胎儿入盆时间则要晚一些。

胎儿的发育情况：脂肪层开始变厚，看上去越来越丰满，已经十分接近新生儿。指甲仍在生长，肺部差不多已经成熟。此时即使出生，大多数胎儿也能够顺利存活而不会出现早产儿的一些病症。

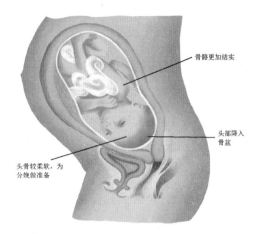

骨骼更加结实

头部降入骨盆

头骨较柔软，为分娩做准备

▶▼ 孕 35~36 周

孕妈妈身体变化：腰坠腹痛，骨盆后部附近的肌肉和韧带变得麻木，甚至有一种牵拉式的疼痛，使行动变得更为艰难。

胎儿的发育情况：到第 35 周时，胎儿已经基本发育完全，不过体重还会继续增长。到第 36 周时，覆盖在身上的绒毛和保护皮肤的胎脂开始逐渐脱落，胎儿会将这些脱落物以及羊水中的其他分泌物吞咽下去，最终形成胎粪，待出生后排出。

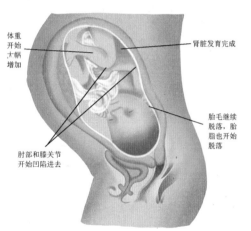

体重开始大幅增加

肾脏发育完成

肘部和膝关节开始凹陷进去

胎毛继续脱落，胎脂也开始脱落

💗 营养补充与饮食调整计划

孕9月，孕妈妈的胃部仍会有挤压感，因此，每餐可能进食不多。这一阶段孕妈妈的营养补充仍不可忽视。

▶▼ 持续补钙不间断

据研究显示，足月胎儿所需的钙质有80%都是在孕期的最后3个月获得的。如果钙质摄入不足，将导致胎儿骨骼和牙齿发育不良，新生儿出牙晚、佝偻病、智力发展缓慢等严重后果。孕妈妈在孕晚期缺钙，也会出现腿抽筋、腰腿酸痛、骨关节痛、水肿等问题。因此，孕妈妈应从33周开始加强补钙，每天保证摄入1500毫克的钙，如果经检查摄入不足，还可以在医生的指导下服用补钙制剂。

▶▼ 根据需要补锌

孕妈妈体内如果含有足量的锌元素，能够保证孕妈妈在分娩时子宫收缩强劲有力，促进自然生产的顺利进行，还能缩短产程。孕妈妈如果缺乏锌元素，则可能导致子宫收缩乏力，必须依靠助产术，或者改为剖宫产进行生产。在孕晚期，孕妈妈每日需要补充30毫克的锌元素，可以通过食补的方式进行补充，孕妈妈可以吃含锌量丰富的牡蛎、口蘑、牛肉、蛋黄、虾仁等。

除食补外，孕妈妈也可遵照医嘱服用一些补锌制剂，但是也要注意，补锌不可过量，否则会影响孕妈妈对铁元素的吸收。

▶▼ 重点补充膳食纤维

进入孕9月后，便秘的问题会持续地困扰孕妈妈，甚至会使孕妈妈患上痔疮。因此孕妈妈应该在饮食中注意多补充足量的膳食纤维，帮助促进肠道蠕动，缓解便秘的问题。孕妈妈可以适当多吃一些全麦面包、胡萝卜、豆芽、菜花、红薯等食物，能够为孕妈妈提供大量的膳食纤维。

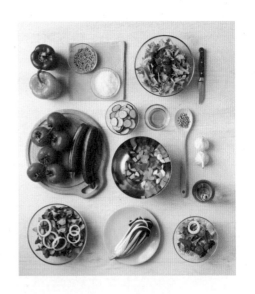

此外，孕妈妈还要保证适当的户外运动，不要让自己久坐或久站，以免使便秘和痔疮加重。

▶▼ 适当增加蛋白质的摄入

在孕9月，胎儿的体重大幅增长，脑细胞也在迅速增值，需要大量蛋白质的支持，与此同时，胎儿也会储存一定的蛋白质在自己体内。因此，孕妈妈应适当增加对蛋白质的摄入，其中动物性蛋白质应占到每日摄入量的2/3左右。补充足够的蛋白质，不仅能够满足胎儿的发育需要，还能使孕妈妈减少难产概率，避免出现孕期贫血、妊娠高血压以及营养缺乏性水肿、产后乳汁分泌不足等病症。孕妈妈每日应比孕中期多摄入20~25克的蛋白质，保证每日摄入80~100克，可以通过多吃鸡蛋、牛奶、黄豆、豆腐、瘦肉等食物进行补充。

▶▼ 孕晚期应减少盐分的摄入

孕晚期，盐分的摄入对于孕妈妈特别关键。医生通常建议孕妈妈晚期减少盐分的摄取，这是因为孕妈妈摄取过多盐分将会导致水肿和高血压。

除了做菜时要少放盐、酱油、味精等调味品以减少盐分摄入外，孕妈妈还应避免无意中对盐的摄取。比如坚果类食品，如"椒盐腰果""盐焗杏仁"等。再仔细看看白面包的配方，也通常会有盐的字样。所以，孕妈妈在选用零食的时候，不要忘记看看配料表，尽量避免盐分的过多摄入。

▶▼ 孕晚期无须大量进补

为了孕妈妈的健康，亲友们总是不忘提醒孕妈妈多多进补。不过，孕妈妈补得过火会造成营养过多，同时因活动较少，反而会使分娩不易，而且孕期女性特别不适合服温补药。

到了妊娠中、晚期，由于胎儿的压迫等负担，孕妈妈往往出现高血压、水肿症状，此时如进食大补之品，会加重孕妈妈呕吐、水肿、高血压等现象，也可促使其产生阴道出血、流产、死产或胎儿窘迫等现象。

因此，孕妈妈孕期加强营养是必要的，但营养补充应适当，并非多多益善。

▶▼ 孕妈妈不可暴饮暴食

孕期要加强营养，并不是说吃得愈多愈好。过量进食反而会导致孕妈妈营养过剩，使孕妈妈体内脂肪蓄积过量，导致组织弹性减弱，分娩时易造成难产或大出血，并且过于肥胖的孕妈妈有发生妊娠高血压症候群、妊娠并发糖尿病等疾病的可能。

吃得过量也会使胎儿深受其害。一是胎儿体重愈重，难产率愈高。二是容易出现巨大胎儿，分娩时使产程延长。胎儿出生后，由于胎儿期脂肪细胞的大量增加，易引起终生肥胖。三是胎儿死亡率高。因此，孕妈妈要均衡安排饮食，每餐最好只吃七八分饱，并可由三餐改为五餐，实行少量多餐的进食方式。

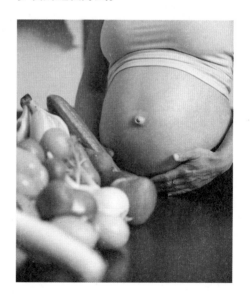

扫扫二维码
轻松同步做美味

白菜粉丝牡蛎汤

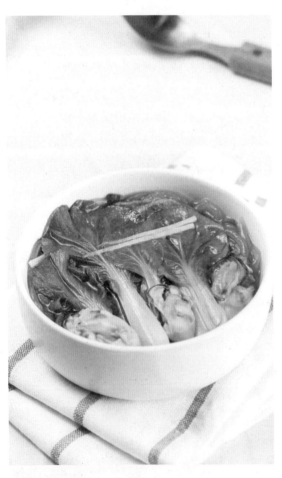

▶▶ **原料**

大白菜180克，水发粉丝200克，牡蛎肉150克，姜丝、葱花各少许

▶▶ **调料**

盐3克，鸡粉2克，胡椒粉、料酒、食用油适量

▶▶ **做法**

1 洗净的大白菜切成段，改切成丝；粉丝切成段。

2 锅中注水烧开，放入白菜、牡蛎和姜丝，搅拌均匀。

3 淋上油、料酒，加盖稍煮片刻。

4 加入鸡粉、盐以及胡椒粉，搅拌均匀。

5 倒入粉丝，续煮至食材熟透，装碗盛出，撒上葱花即可。

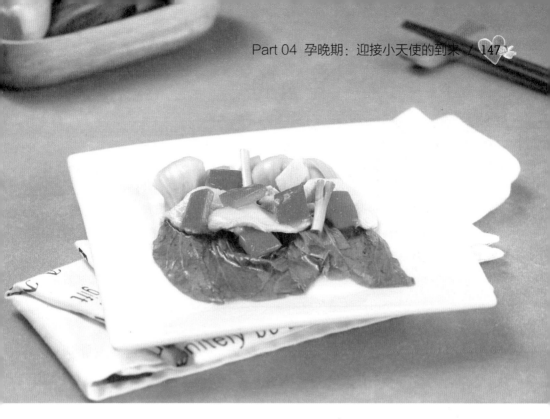

上海青炒鸡片

扫扫二维码
轻松同步做美味

▶▼ 原料

鸡胸肉130克，上海青150克，红椒30克，姜片、蒜末、葱段各少许

▶▼ 调料

盐3克，鸡粉少许，料酒3毫升，水淀粉、食用油各适量

▶▼ 做法

1 洗净的上海青对半切开；洗好的红椒切开，去籽，再切成小块。

2 鸡胸肉切成片装盘，加入少许盐、鸡粉、水淀粉、食用油，腌渍约10分钟。

3 锅中注水烧开，倒入少许食用油，放入上海青，煮约1分钟，捞出上海青。

4 用油起锅，倒入姜片、蒜末、葱段、红椒片，倒入腌好的鸡胸肉片，炒匀。

5 淋入少许料酒，翻至肉质松散，倒入焯过水的上海青，炒匀。

6 加鸡粉、盐调味，再加入水淀粉，炒至食材熟，关火后盛出菜肴即成。

关注孕期生活细节

孕9月，孕妈妈需要充分了解分娩知识，保持良好的精神状态和乐观的生活态度也很重要，为分娩做好心理准备。

克服产前焦虑

临近分娩，孕妈妈最容易出现的问题就是产前焦虑，总会担心将来的分娩是否能够顺利完成，自己生出的宝宝是否健康等。对此，孕妈妈一定要放宽心，以免在孕期的最后阶段，因过多的不良情绪对胎儿造成影响，导致功亏一篑。

孕妈妈要正视自己即将面临的分娩，多进行自我鼓励和心理调适，多看孕产育儿类的书籍，让自己储备更多的知识，掌握遇到各种问题时的解决办法，懂得越多就能更多地减少对未知的恐惧。孕妈妈要告诉自己，船到桥头自然直，那么多妈妈都能顺利生产，为什么自己不能。而且，只要孕妈妈选择正规的大型医院进行分娩，那里技术设备先进，产科医生和护士都有着丰富的接生经验，而且会有好几位医护人员指导、监控和陪伴孕妈妈度过整个分娩过程，因此发生危险的可能性非常小。

对于胎儿，只要孕妈妈在整个孕期都坚持做好产前检查工作，而且胎儿也没有出现过重大的问题，孕妈妈就完全可以放心，自己的宝宝出生后一定会健康、活泼。

准爸爸做好孕妈妈的心理保健

妊娠9个月，距预产期越来越近，孕妈妈一方面会为宝宝即将出世感到兴奋和愉快，另一方面又对分娩怀有紧张的心理。面对这一现实，准爸爸要在感情上关心、体贴妻子，让孕妈妈始终保持一种平和、欢乐的心态。

首先，准爸爸要与孕妈妈一起做好产前的心理准备。分娩前的心理准备的重要性远远胜过了学习各种知识及参加各种练习，因为许多准父母没有意识到他们将会面对的问题，因此一旦面对这些问题时会很无助。但是在医生的指导下，做好妊娠和分娩相关的心理准备后，他们便得到了更大范围的心理保护。

其次，在产程中给予孕妈妈心理支持。产痛是分娩过程中准爸妈关注的重心，在进行长时间的分娩心理准备时，应让孕妈妈真正了解产痛的意义，消除对母子的负面影响，并让产妇在分娩过程中得到充分的体验，有利于调整随后的母子关系。

此外，要给予孕妈妈充分的产后心理支持。在婴儿出生后，准爸爸要全力支持妻子，并给她提供最好的条件，消除妻子抚养婴儿的压力。

▶▼ 注意口腔护理

牙龈问题在孕期可能持续困扰着孕妈妈，直到孕晚期亦是如此。孕妈妈依旧要保持餐后及时漱口或刷牙的好习惯。这里的"餐后"不仅仅指三餐之后，而是每次吃过东西之后，都要立刻漱口或刷牙。漱口水最好选择淡盐水，以避免食物残渣发酵腐蚀牙齿，并减少口腔细菌的繁殖。牙刷尽量选择刷毛较软的品种，牙膏每次也不要挤太多，以占到刷头面积1/3或1/4为宜，刷牙要彻底，要使用正确的刷牙方式，不要使脆弱的牙龈再受到伤害。

▶▼ 区别假性临产征兆

假性临产会使孕妈妈出现无规律的镇痛，休息一下或运动一下疼痛感会减轻或消失，不会呈加重的状态；而疼痛的部位仅仅是子宫的局部，通常是子宫的下部。还会出现无规律、强度较弱的假性宫缩现象，也是在休息或运动过后会减轻或消失。孕妈妈对出现的这些现象要保持冷静，仔细分辨是否属于假性临产征兆，如果是，多是由子宫压力过大或胎儿的胎动所造成的，不必惊慌，及时休息调整即可。

▶▼ 提前做好工作上的交接准备

虽然孕妈妈在通常情况下，要等到孕38周左右才可以休产假，但是对于职场女性来说，提早做好工作的交接准备，以及做好目前的工作总结和未来工作的规划是十分必要的。孕妈妈最好提前几个月就和即将接手自己工作的同事进行沟通，让他更早地熟悉岗位要求和工作性质，给他一个熟悉和接手的过程，以便能够更早、更全面地发现他在工作中可能遇到的各种问题，尽早进行指导和解决，以免孕妈妈一旦休产假，因联系不上或沟通不畅而导致工作延误。

此外，孕妈妈还要对自己手头的工作做好充分的总结，以便在重回岗位时能够更好地衔接，保证工作的顺利进行。孕妈妈还要在产前对自己的未来职业发展有一个规划和设想，比如，产假结束后，自己能否回到原来的岗位；回到岗位后，可能出现哪些变化，要如何进行自我工作调整；或者利用怀孕分娩这个契机，是否能够调换到自己更心仪的岗位或其他公司等。

▶▼　制定分娩计划

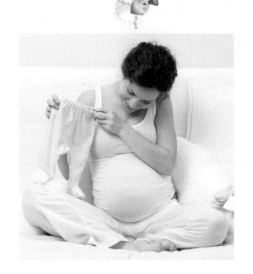

进入怀孕后期，会有早产的危险。此外，还要考虑到预产期的变化，因此建议事先就制定好具体的分娩计划。检查孕妈妈的健康状态，重新确认能否实施怀孕初期计划好的分娩方式。需要改变分娩方式时，应该选择什么分娩方式必须慎重考虑。

另外，还要认真做好经济上的规划。因为除了自然分娩和剖宫产的费用相差许多，不同分娩病房的费用也差很多，所以制定计划时，事先就要考虑到这些细节。

▶▼　准备待产包

虽然已经知道预产期，但是大部分孕妈妈还是会提前或推迟分娩。一般情况下，分娩日期跟预产期有2周的差距，所以应该在怀孕第9个月的时候就做好分娩准备，以便随时入住医院。

待产包包括：孕妈妈分娩需要的证件、住院时的生活用品、宝宝的用品等。孕妈妈最好将这些用品通通装入一个大行李箱或待产包里，放在孕妈妈或家人都知道的地方。

▶▼　准爸爸的支持

此时你们的宝宝发育已经基本成熟，在为出生做最后的准备了，孕妈妈的肚子已经相当沉重，为了做好保护工作。这个月，准爸爸应该给孕妈妈这些支持。

▶ 每天陪妻子散步、爬楼梯，为分娩做准备。

▶ 与妻子一起学习有关分娩、产后护理及新生儿的知识，做好科学育儿的准备。

▶ 提前为妻子准备好分娩的必需用品和宝宝出生后的用品。

产检安排和提醒

孕9月，将近临产，本月是妊娠后负担加重的时期，容易出现一些并发症，尤其是有内外科疾病的孕妈妈，更要防范病情的加重，因此，孕妈妈一定要定期产检。除了血压、体重、宫高、腹围的检查外，胎心监测每次都要做，还要进行GBS筛查、阴拭子检查及骨盆测量。

▶▼ GBS 筛查

GBS筛查是要在产检时接受B族链球菌检测，B族链球菌在孕期对母体和胎儿并不能造成危害，但在分娩时，容易使新生儿发生感染。大约1/4 的妇女阴道存在GBS，分娩时破水时间越久，感染概率越高。

GBS筛查的对象包括所有妊娠期妇女。孕妈妈检查时，应先拭去阴道过多的分泌物，采用无菌拭子插入阴道至内1/3 处，沿阴道壁轻轻旋转取得分泌物，再将同1根棉拭子插入肛门，在肛门括约肌上2~3厘米处轻轻旋转取得直肠分泌物，然后将采集的拭子置于无菌管中，密闭送检。

▶▼ 阴拭子检查

阴拭子检查是女性性器官生理病理检查，包括外阴和阴道检查，通过采样，检测孕妈妈阴道是否发生感染。孕妈妈应将外阴清洗干净后，到妇科医院或门诊进行产检。

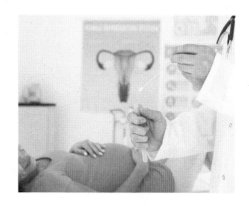

检查时，医生会用医用消毒棉签伸进孕妈妈阴道提取一些白带，然后进行普通培养，如果结果显示阴性，则表示无细菌感染；如果显示有细菌感染，需进行治疗，若感染严重，可能无法进行顺产。

▶▼ 骨盆测量

通过对孕妈妈骨盆的测量检查，即骨盆内径和骨盆出口的大小，医生能够估计出胎儿与骨盆之间的比例，从而判断孕妈妈是否能够自然分娩，狭小或畸形骨盆均可引起难产。因此骨盆检查是非常必要的，通常在孕37周时进行，如果骨盆内径过窄、出口过小，医生会建议孕妈妈采取剖宫产。

孕妈妈安全"孕"动

孕晚期适度的户外运动，能让孕妈妈补充到新鲜的空气，促进胎儿生长，还能增强孕妈妈的肌肉力量，为分娩做好准备。下面，让我们一起来活动一下吧。

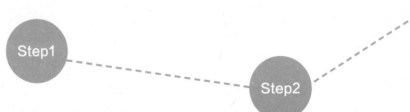

Step1

站姿，双臂侧平举。双腿分开，手腕弯曲，指尖向上伸展，保持3 秒钟。

Step2

双手下垂，左腿向前伸直，脚跟贴地，右腿弯曲，腰背挺直，保持5 秒钟。

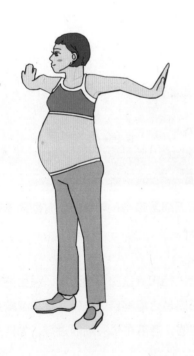

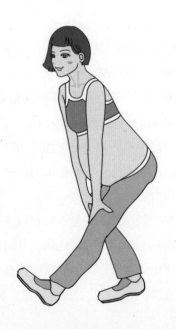

Step3

站姿，双腿分开与肩同宽，双臂向两侧平举，向上伸展腰背。

Step4

双腿分开两个肩宽，保持侧平举，腰背挺直，身体慢慢向下蹲，注意身体平衡，保持3秒钟。

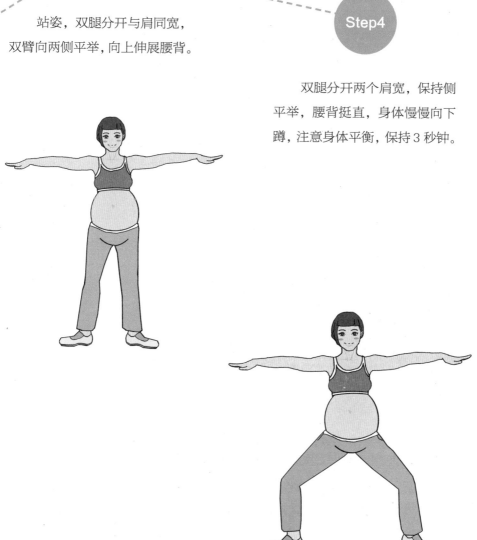

和准爸爸一起做胎教

孕9月，孕妈妈的身体越发笨重，可以采取一些比较静态的胎教方式，既能保证对胎儿的教育，又给孕妈妈减轻负担。

▶▼ 阅读胎教

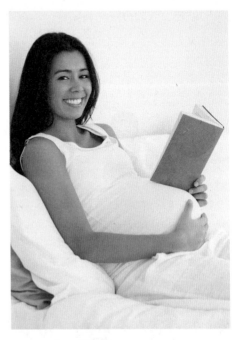

阅读优秀的文学作品可以陶冶人的情操，净化人的心灵，抚慰人的情感，提升人的素质。准爸爸妈妈在闲暇之余，可以选择优秀的文学作品，孕妈妈可以自己阅读，也可以由准爸爸朗读给宝宝听。

孕妈妈也可以选择优秀的儿童文学作品来阅读，如各类小说、童话、寓言、诗歌等。这些作品，充满童趣，欣赏过程中会使人产生温馨的联想，有助于培植孕妈妈的爱子之心，领悟儿童的心理特征。

此外，欣赏文学作品不要废寝忘食，甚至通宵达旦，每天阅读一小段，达到怡情养性的目的即可。

▶▼ 抚摸胎教

孕9月，由于胎儿的进一步发育，孕妈妈本人或准爸爸用手在孕妈妈的腹壁上便能清楚地触到胎儿头部、背部和四肢。准爸爸可以轻轻地抚摸胎儿的头部，有规律地来回抚摸宝宝的背部，也可以轻轻地抚摸孩子的四肢。

当胎儿可以感受到触摸的刺激后，会促使宝宝做出相应的反应。触摸顺序可由头部开始，然后沿背部到臀部至肢体，要轻柔有序，有利于胎儿感觉系统、神经系统及大脑的发育。

抚摸胎教最好定时，可选择在晚上9点左右进行，每次5~10分钟。在触摸时要注意胎儿的反应，如果胎儿是轻轻地蠕动，说明可以继续进行；如胎儿用力蹬腿，说明你抚摸得不舒服，就要停下来。

▶▼ 准爸爸的"见面礼"

在孕妈妈为宝宝准备出生后的物品时，准爸爸也应该开始准备一些"见面礼"给出世后的宝宝了。准爸爸可以为宝宝绘制一幅肖像，无论是想象中胎儿时期的模样，还是婴幼儿甚至是青少年、成年后的样子，都可以画出来留给宝宝看。

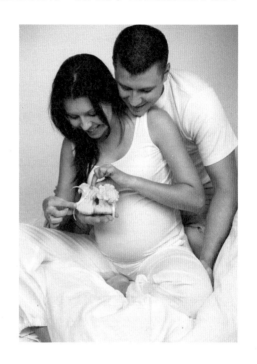

准爸爸还可以给宝宝亲手打造一个小摇篮、小木马，或是准爸爸认为有意思的任何玩具。如果准爸爸自认为没那么心灵手巧、富有艺术细胞，也可以制作一张简单的卡片或相册，写下对宝宝的期待和浓浓的爱。

无论准爸爸送什么给宝宝当见面礼，都一定要先展示给孕妈妈看，要么让孕妈妈旁观整个制作过程，要么就做好后讲给孕妈妈听，这是一个多么别出心裁的礼物，让母子都能感受到准爸爸的深情厚谊和爱子之心。

▶▼ 宝宝，你的新家布置好啦

在期盼宝宝出世的同时，孕妈妈可能也给宝宝准备好了他出生后需要用到的物品，包括婴儿房。妈妈在给宝宝布置他的"新家"时，可以跟宝宝汇报一下布置情况，比如："妈妈买了一张漂亮的婴儿床，上面挂满了许多有意思的小玩具，还买了一个像妈妈小时候用过的那样的小老虎枕头，还有很多各种颜色和款式的小衣服，妈妈一定要把你打扮得漂漂亮亮的，又时尚又可爱。妈妈和爸爸还买了小被褥、奶瓶、婴儿奶粉、纸尿裤和各种玩具，就等着你的到来了，宝宝，你喜欢妈妈准备的这些东西吗？妈妈每天都想象着你在使用这些东西时候的样子，那么享受，那么舒适。宝宝你一定要茁壮成长，再有一个多月，咱们就可以见面了！"

孕10月：随时准备和宝宝见面

到了第10个月，胎儿就可以称为足月儿了，宝宝即将降临，孕妈妈在最后的这个月可能会感觉很紧张，心情烦躁焦急等，因此准爸爸和家人要多多呵护孕妈妈。同时，孕妈妈自己也要好好休息，密切注意自己身体的变化，随时做好临产的准备。

💗 妈妈与宝宝成长周记

胎儿的身体各器官已发育完成，个头也足够大了，随时都可以出生。这时候，孕妈妈可能会感觉到下肢肿胀越来越明显，盆骨和耻骨联合处因准备分娩而常常出现疼痛，心情也会因为宝宝的即将到来而感到兴奋、激动或是焦虑、害怕。

▶▼ 孕37~38周

孕妈妈身体变化： 由于子宫底的位置逐渐下降，孕妈妈会感觉呼吸顺畅多了，食欲也有所好转，但行动却日益艰难。这周，孕妈妈也会自觉尿意频繁，阴道分泌物也更多了，此时要注意保持身体清洁。

胎儿的发育情况： 身长50厘米左右，重3000~3200克，是个大宝宝了，随时都可以出生。大部分胎儿这时候应该是长了头发的，一般有1~3厘米长。如果还没有出生，胎儿会在妈妈的肚子里继续生长，储备着脂肪。

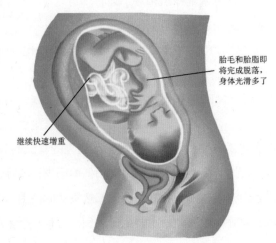

胎毛和胎脂即将完成脱落，身体光滑多了

继续快速增重

▶▼　孕39~40周

孕妈妈身体变化： 大多数胎儿都会在这一周诞生，不过提前或推迟两周也是正常的，不必过于焦急。一旦出现临产征兆，应该马上去医院。

胎儿的发育情况： 胎儿身长51~52厘米，重3200~4000克；胎儿已做好出生准备，集中精力向下运动，使头部压迫子宫颈；脂肪大量增加；羊水由透明色变为乳白色，胎盘的功能开始退化。

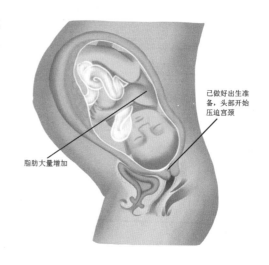

已做好出生准备，头部开始压迫宫颈

脂肪大量增加

营养补充与饮食调整计划

进入孕10月，孕妈妈摄入足够的营养，不仅可以供应宝宝生长发育的需要，还可以满足自身子宫和乳房增大、血容量增多以及其他内脏器官变化所需的"额外"营养。如果营养不足，不仅所生的婴儿会比较小，而且孕妈妈自身也容易发生贫血、骨质软化等营养不良症，这些病症会直接影响孕妈妈临产时的正常子宫收缩，容易发生难产。进入孕期最后一个月，孕妈妈最需要补充的营养有以下几种。

▶▼　**重点补充维生素 B$_1$**

进入孕10月，孕妈妈距离分娩已进入倒计时阶段，此时要重点补充能够促进分娩、缩减产程的营养素和食物，如维生素B$_1$，如果孕妈妈缺乏这种营养物质，容易引起呕吐、疲倦、乏力，并会造成分娩时子宫收缩无力，使产程延长，造成分娩困难。因此，在孕期的最后1个月，孕妈妈要重

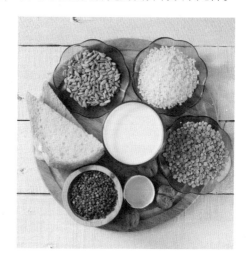

点补充维生素B$_1$，每日的摄入量应保证不低于1.5毫克，多吃谷物类食物、豆类食物、坚果类食物、猪瘦肉和蛋类食物，动物肝脏也可以适当吃一些。

▶▼ **补充维生素K**

维生素K是促进血液正常凝固及骨骼生长的重要维生素，具有防止出血的作用，有"止血功臣"的美称。

如果孕妈妈体内缺乏维生素K，则易导致生产时大出血，而胎儿比孕妈妈更容易缺乏这种维生素，易导致出生时或出生后颅内出血、消化道出血、先天性失明、智力发育迟缓等严重后果。

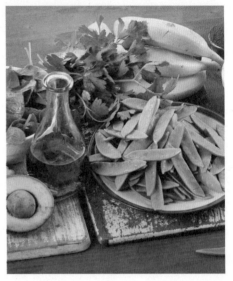

对于这种孕妈妈普遍较为陌生的维生素，究竟该如何补充呢。深绿色蔬菜及酸奶是日常饮食中含有维生素K最多的食物，因此，孕妈妈要从孕10月开始，每天多吃这类食物，必要时可在医生的指导下每天口服维生素K制剂。这样可以预防产后出血及增加母乳中维生素K的含量。

▶▼ **孕晚期孕妈妈宜少食多餐**

孕晚期胎儿的生长发育速度快，细胞体积迅速增大，大脑增长到达高峰，同时，也是胎儿体内需要储存最多营养的时期。这时，孕妈妈的营养摄取非常重要，不然对胎儿的脑发育影响较大。

然而，此时增大的子宫向上顶着胃和膈肌，使孕妈妈胃肠部受到压迫，胃的容量也因此受到限制，按照孕前平时的食量摄入也会使得胃部过于饱胀。这就需要孕妈妈在饮食上做出相应的调整。

孕晚期，孕妈妈应坚持少吃多餐的饮食原则，用"少食多餐"取代"一日三餐"。一次吃不了太多的东西，就可以分开几次吃，每次少吃些，而且应吃一些容易消化的食物。

▼▼ **临产时应吃高能量、易消化食物**

妊娠分娩是一种再自然不过的生理现象了，然而大多数情况下，当我们一看见孕妈妈有腹痛等分娩的先兆，就着急得不得了，往往在没有为孕妈妈准备好吃的、用的之前，就匆忙地把孕妈妈送进了医院。

临产相当于一次重体力劳动，产妇必须有足够的能量供给，才能有良好的子宫收缩力，宫颈口开全才有体力把孩子排出。不好好进食、饮水就会造成脱水，引起全身循环血容量不足，当然供给胎盘的血量也会减少，引起胎儿在宫内缺氧。

因此，临产时产妇应进食高能量易消化的食物，如牛奶、巧克力糖及自己喜欢的饭菜。如果实在因宫缩太紧，很不舒服不能进食时，也可通过输入葡萄糖、维生素来补充能量。

初产妇从有规律性宫缩开始到宫口开全，大约需要12小时。家人可为产妇准备易消化吸收、少渣、可口、味鲜的食物，如面条鸡蛋汤、面条排骨汤、牛奶、酸奶、巧克力等食物，让产妇吃饱吃好，为分娩准备足够的能量。否则容易导致产妇疲劳，将可能引起宫缩乏力、难产、产后出血等危险情况。

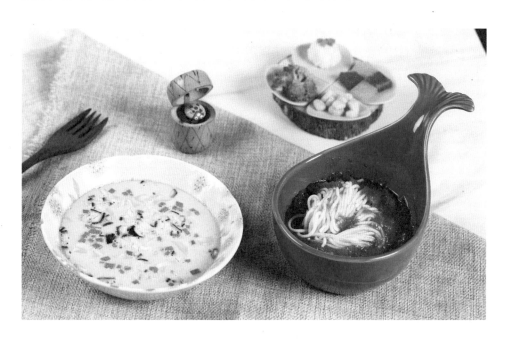

营养食谱
推荐

扫扫二维码
轻松同步做美味

冬瓜瘦肉汤

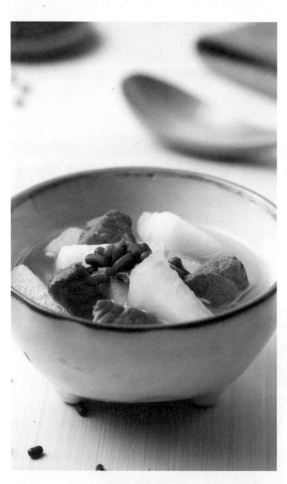

▶▼ **原料**

猪瘦肉300克，冬瓜、赤小豆
各100克，红枣4个，水发陈皮
1小块

▶▼ **调料**

盐适量

▶▼ **做法**

1 猪瘦肉切粗条，再切成小块，
  装碗备用。

2 冬瓜切小块，备用。

3 汤锅加入适量清水烧开，放入
  冬瓜块、猪肉块、赤小豆和红
  枣、陈皮。

4 加盖煮至食材熟透，揭盖，加
  入盐调味，出锅装碗即可。

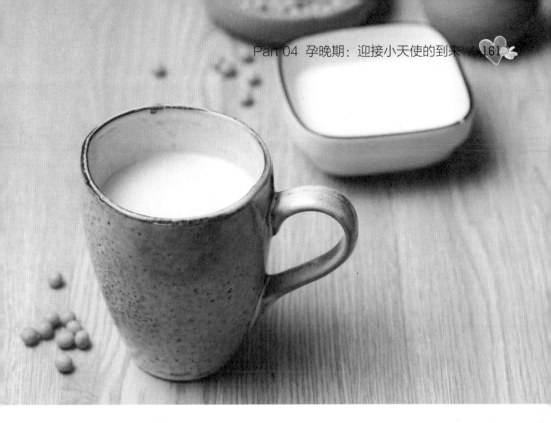

牛奶豆浆

扫扫二维码
轻松同步做美味

▶▼ 原料

水发黄豆50克，牛奶20毫升

▶▼ 做法

1 将已浸泡8小时的黄豆倒入碗中，注入适量清水，用手搓洗干净，把洗好的黄豆倒入滤网，沥干水分。

2 将黄豆、牛奶倒入豆浆机中，注入适量清水，至水位线即可。

3 盖上豆浆机机头，选择"五谷"程序，再选择"开始"键，开始打浆。

4 待豆浆机运转约15分钟，即成豆浆，将豆浆机断电，取下机头。

5 把煮好的豆浆倒入滤网，滤取豆浆，将滤好的豆浆倒入碗中即可。

💗 关注孕期生活细节

进入孕晚期，由于孕妈妈的肚子越来越大，生活上自然会有诸多不便，再加上这个时间很容易发生早产现象，为了确保宝宝的顺利降生，孕晚期孕妈妈需要注意的事情也很多。为此，我们选择孕妈妈特别需要注意的事项，并给出护理建议供孕妈妈参考。

▶▼ 调适临产心理

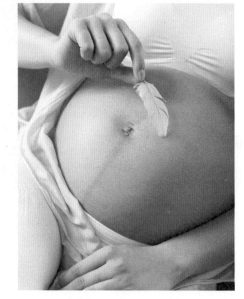

对于分娩，不少孕妈妈感到恐惧，无所适从，这种情绪既容易消耗体力，造成宫缩无力，产程延长，也对胎儿的情绪带来了较大的刺激。其实，生育过程几乎是每位女性的本能，是一种十分正常的自然生理过程，是每位孕妈妈终生难忘的幸福时刻。

胎儿在孕妈妈肚子里已9个多月了，由一个微小的细胞发育成3000多克左右的成熟胎儿，他不可能永远生活在孕妈妈的子宫内，他要勇敢地穿过产道投奔到外面精彩的世界里。

在分娩过程中，子宫一阵阵收缩，产道才能一点点地打开，胎儿才能由此生下来。在这个过程中，母体产道产生的阻力和子宫收缩帮助胎儿前进的动力相互作用，给产妇带来一些不适，这是十分自然的现象，不用害怕、紧张。母亲的承受能力、勇敢心理，也会传递给婴儿，是胎儿性格形成的早期的教育。

产妇此时应尽量做到心理放松，全身就会放松，配合医生的指导，为胎儿的顺利出生创造条件。

▶▼ 细心观察，留意临产信号

分娩前，常有一些临产信号，如有规律的镇痛、见红、破水等，这是身体向你发出的一连串分娩"信号"。孕妈妈应细心观察身体变化，为分娩做好准备。

子宫底下降：初产妇到了临产前两周左右，子宫底会下降，这时会觉得上腹部轻松起来，呼吸会变得比前一阵子舒畅，胃部受压的不适感觉减轻了许多，饭量也会随之增加一些。

下腹部有受压迫的一种感觉： 由于子宫底下降，分娩时宝宝即将先露出的部分，已经降到骨盆入口处，因此，会出现下腹部坠胀，并且出现压迫膀胱的现象。作为孕妈妈，你的直观感受就是腰酸腿痛、走路不方便、尿频。

见红： 妊娠最后几周，子宫颈分泌物增加，自觉白带增多。随着子宫有规律地收缩，子宫颈的黏液栓开始排出，加上子宫内口胎膜与宫壁的分离，有少量出血。这种出血与子宫黏液栓混合，自阴道排出，称为见红。见红是分娩即将开始比较可靠的征兆。如果出血量大于平时的量，就应当考虑是否有异常情况，可能是胎盘早剥，需要立即到医院检查。

腹部有规律的阵痛： 一般疼痛持续30秒，间隔10分钟。之后，疼痛时间逐渐延长，间隔时间缩短，称为规律阵痛。初产妇从镇痛开始到分娩，会持续12小时以上，因此，从镇痛开始后，孕妈妈可以和家人准备住院物品，并提早到医院待产。

破水： 羊水从阴道流出，俗称"破水"。因为子宫强而有力的收缩，子宫腔内的压力逐渐增加，子宫口开大，胎儿头部下降，引起胎膜破裂。如果出现早期破水，应及时住院待产。

▶▼ 羊膜早破尽快就医

羊膜早破是指在出现阵痛、子宫口开大或子宫口开全、胎儿进入产道前的羊膜破裂、羊水流出的现象。一旦发生羊膜早破，无论是否伴有宫缩和阵痛，孕妈妈都要第一时间就医。发现羊膜早破后，孕妈妈要立即躺下，用垫子将自己的臀部垫高，防止脐带脱垂，可用干净的卫生巾垫在内裤上。在去医院的途中，孕妈妈也要想方设法使自己的臀部保持抬高的状态。如果不及时处理羊膜早破，很有可能引发胎儿宫内感染，引起多种并发症，危及胎儿的健康和生命安全。

如果孕妈妈认为无法区分羊膜早破与漏尿，可以使用羊膜早破试纸，如果试纸颜色变为深绿色，则说明是羊膜早破，要立即就医。

▶▼ 做好入院准备

孕妈妈最好选择一直做产前检查的医院生产，便于医生更好地了解个人情况，及时对出现的各种情况做出正确诊断。如果有时间，孕妈妈也可以提前参观了解分娩的医院，比如医生资质、服务水平、住院环境以及特色分娩服务等。

另外，临近分娩，孕妈妈也需要了解清楚从家到医院的交通状况和路线。制定好在不同情况下去医院的各种方案，包括做好在上下班交通高峰期、夜间等特殊时间段怎样及时到达医院的准备，并且能正确估计出路上需要的时间等。

▶▼ 准爸爸的支持

　　通常最后一个月，孕妈妈会觉得时间变得漫长，很着急要跟肚子里的宝宝见面，这时的宝宝已经开始落入盆腔，孕妈妈会感到比较舒服。准爸爸，为了迎接宝宝，你准备好了吗？

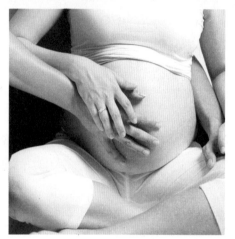

　　▶ 陪妻子做最后一次产检，了解病房的环境。

　　▶ 为妻子的分娩与宝宝的顺利出生做好准备。

　　▶ 如果妻子发生大量出血或严重腹痛时，应立即带她就医。

　　▶ 如果妻子下体往下流出大量的液体，说明羊水破了，应立即送往医院。

💬 临产检查提醒

　　进入孕10月，越来越临近分娩，孕妈妈的临产检查除常规检查，如血常规、尿常规、血压等外，还需要进行阴道检查、肛门检查、胎心监测、观察羊水、B超检查等。

▶▼ 阴道检查

　　产前阴道检查主要是为了解胎头衔接情况和确定胎头位置。当胎头未衔接时，可以监测骨盆形态和大小，从而检测胎头能否顺利通过阴道，顺产会不会有危险；当胎头已衔接时，可了解胎儿先露部以下的骨盆情况，从而确定分娩方式。如果孕妈妈在临产前或生产时，出现阴道流血，通过阴道检查可以确认出血原因，并制定正确处理方案。

▶▼　肛门检查

肛门检查可以观察胎儿先露部的高低与骨盆关系，了解先露与骨盆衔接情况，还可以观察孕妈妈宫颈的容受情况和成熟程度，并做宫颈评分。进入产程后还可以了解宫颈扩展程度，宫颈的厚薄，有无水肿等情况。

产妇临产后入院，医生都要为产妇做肛门检查，在临产初期约4小时检查1次。经产妇或宫缩频而强者，间隔时间可缩短。肛门检查易致感染，整个产程中的肛查次数不应超过5次。

▶▼　胎心监测

临产前做胎心检查主要是检查胎儿有没有宫内缺氧的情况，还可以观察得出子宫收缩的情况，比如宫缩的力度。

用胎心监护描记胎心曲线观察胎心率变异及其与宫缩、胎动的关系，观察时应每隔15分钟对胎心监护曲线进行评估，宫缩频繁时每隔5分钟评估1次。此法能比较客观地判断胎儿在宫内的状态，这是医院常用的监测措施。

▶▼　B超检查

临产前孕妈妈要进行最后一次B超检查，以检查胎儿的健康状况，并最后确定分娩方式。这次B超检查很全面，会检查到胎儿的腹围、股骨长、肱骨长、双顶径、羊水指数、胎盘、胎心、胎位、是否有脐带绕颈等。

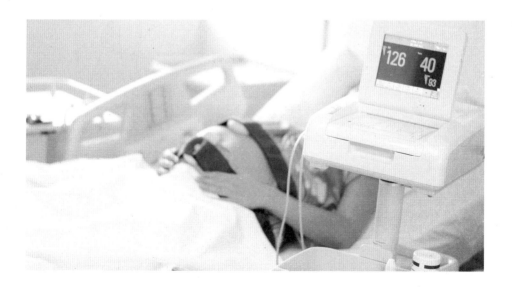

💭 孕妈妈安全"孕"动

临近分娩，很多孕妈妈会因为身体笨重而不愿活动，甚至整日躺在床上休息。这对顺利分娩并不好。孕晚期增加休息时间是必要的，但增加活动量不仅对维持健康有益，而且也可以缩短产程，减轻分娩痛苦。准妈妈可以选择安全、平缓的运动进行锻炼。

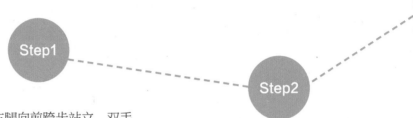

Step1

将右腿向前跨步站立，双手自然下垂，掌心向内，放在身体两侧。吸气，挺直腰背。

Step2

呼气，弯曲右腿下蹲。

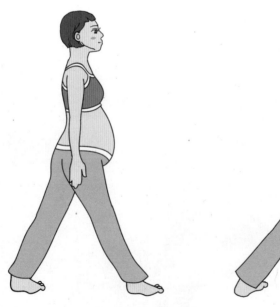
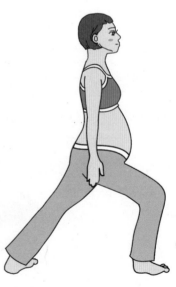

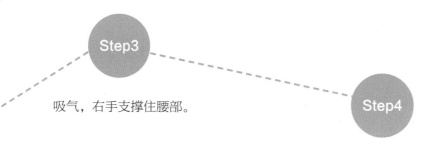

Step3

吸气，右手支撑住腰部。

Step4

呼气，左手抓住右大腿外侧，向右侧轻轻扭转上半身，保持3~5次呼吸。再吸气时，伸直右腿，恢复到起始姿势，稍作休息，换另一侧做以上动作。

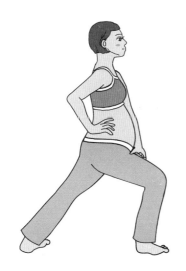

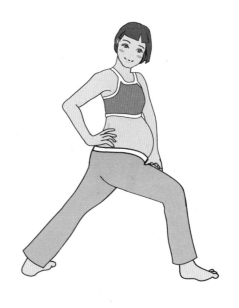

和准爸爸一起做胎教

在这个月里，孕妈妈随时都可能分娩，所以这段时期孕妈妈仍应多采用一些安静的、能够调整情绪的胎教方式。

▶▼ 巩固之前的胎教

还有不到1个月的时间，胎儿就要"破壳而出"了。准爸妈不要偷懒，以为马上就可以见到宝宝了，到时再交流也不迟。这样的想法是错误的，胎教的实施应当是持之以恒并且有规律的，不宜中途停止，否则极易影响此前的胎教效果。

此外，准爸妈可以多做胎教成果的巩固工作，将曾经实施的各种胎教内容反复"重演"，进行循环"播放"，将胎教效果维持在最佳状态。在不错过胎教时机的同时，孕妈妈也要注意休息，不可过度胎教，这样不仅会影响母子的休息和睡眠，产生诸多不利影响，也会使胎教效果适得其反。

▶▼ 冥想胎教

马上就要生产了，孕妈妈的胎教机会一定要多加珍惜，更不能忽视自己与胎儿之间的连接纽带，不要将自己的不良情绪传达给胎儿。

根据研究显示，只要胎儿在妈妈腹中，就能够敏锐地感知妈妈的思维、心理活动和对自己的态度。如果孕妈妈情绪不佳，表现出十分厌倦和焦虑的心理状态，很可能影响胎儿在妈妈腹中的心智发育。因此，孕妈妈不妨多像孕早期那样，使用冥想胎教的方式，一方面使自己的情绪得到更好的控制，一方面又让胎儿获益良多。

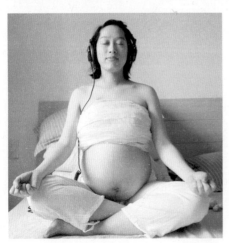

腰部挺直伸展，两腿盘起双手自然放在膝盖上然后深呼吸。将深深吸入的空气聚集在肚脐下面，然后慢慢呼出去，如此反复，在心里祈求宝宝平安和顺产。同时，也可以想象宝宝出生后的幸福场景。听着舒缓的音乐或者沉浸在美好未来想象里进行冥想胎教，效果会加倍。

▶▼ 准爸妈唱起那熟悉的旋律

进入孕期的尾声，宝宝马上就要出世了，准爸妈不妨唱一唱在孕期经常唱给宝宝听的歌曲，唤起胎儿对那些音频的记忆，让他在小小的躁动中安静下来，感受到更多的安全感和惬意，也让爸妈在这些熟悉的旋律中，找回往昔在那些美好"孕"日中的安详与平和。

▶▼ 吟诵唐诗

在孕晚期，准爸爸妈妈可以开始给宝宝吟诵一些经典的唐诗，要注意吟诵的语气——声情并茂。爸爸妈妈在吟诵前，要充分理解诗句含义和主题，一边吟诵，一边在脑中勾勒诗中所描绘的场景或景象，将诗句转换为"影画"传递给胎儿，让他沉浸在悠扬的中国古典文学氛围中，感受到更多的诗情画意和语言的韵律美。

孕妈妈可以选择《唐诗三百首》中的《春》《回乡偶书》《登鹳雀楼》《江雪》等名篇进行诵读，每次胎教选择一首即可。

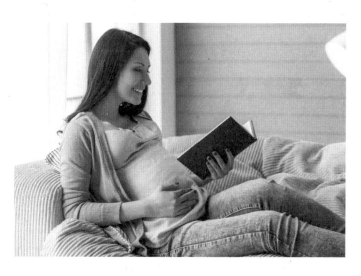

▶▼ 光照胎教

胎儿的视觉发育比其他感官的发育要慢一些，大约要等到 36 周，胎儿才能对光照的刺激产生应答反应。如果妈妈每天定时用手电筒一闪一灭地照射胎儿头部，每天持续 2 分钟，宝宝出生后的动作行为、视觉功能及对昼夜的区分也表现得较为强烈。

除此之外，妈妈还可以在白天带宝宝去户外走走，太阳的自然光照也会让宝宝感受到光的变化。

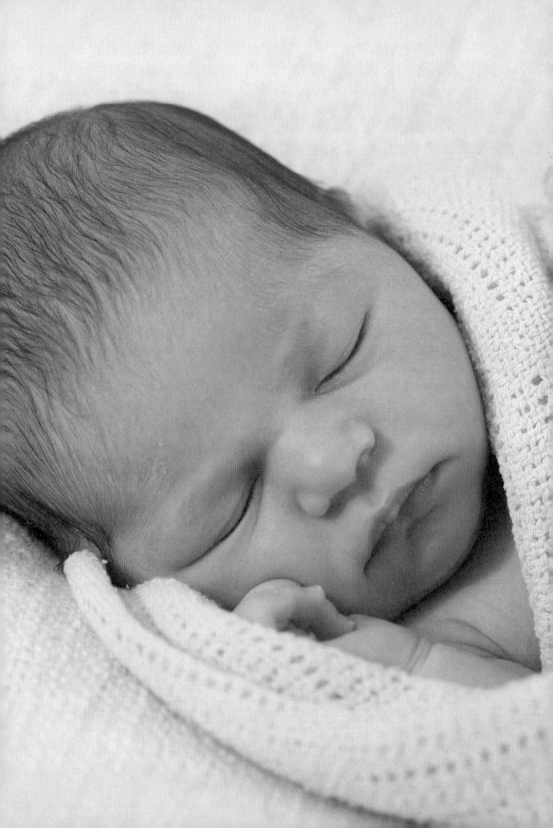

Part 05

产褥期：
悉心呵护妈咪宝贝

随着宝宝的降生，孕期已然结束，新妈妈进入了产褥期，也就是我们所说的月子期。产后调理是女人一生中重要的一环，本章介绍新妈妈产后的身体变化和 42 天的健康护理方法，帮助新妈妈科学坐月子、轻松调体质。同时，对新妈妈哺育、照护新生儿的基本事项，本章也有介绍，让新手妈妈照顾宝宝不慌张。

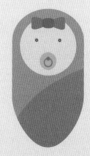

从容应对分娩全程

产程，指产妇分娩婴儿的全过程。总产程在临床上分为三个阶段，也就是三个产程。在不同的产程，产妇的用力方法和注意事项不同。

第一产程及产妇的配合

第一产程是指从子宫出现规律性的收缩开始，直到子宫口完全开大为止的过程。第一产程期间，常规的子宫收缩使宫颈扩张，先变短，然后全部消失，以让孩子通过。宫颈完全扩张的时候能够打开到 10 厘米宽。收缩过程是分娩最长的阶段，可能会花 15~20 个小时。但对于经产妇（有生产经历的妇女）来说，这一过程往往会快得多。在这一阶段，孩子的头部（或臀部）也会以旋转的动作向骨盆底挤压。

在此阶段，宫口未开全，产妇用力是徒劳的，过早用力反而会使宫口肿胀、发紧，不易张开。在刚开始的几个小时，产妇起床活动，然后休息，这是很有益的，因为很多产妇在每次收缩的间隙都会感到轻微的疼痛，站起来走动可以让收缩良好地进行，在地心引力的作用下会让孩子头部挤入宫颈和骨盆底。

此时产妇应做深慢、均匀的腹式呼吸，即每次宫缩时深吸气，同时逐渐鼓高腹部，呼气时缓缓下降，可以减少痛苦。同时，利用宫缩间隙休息、保存体力，切忌烦躁不安消耗精力。如果胎膜未破，可以下床活动，适当的活动能促进宫缩，有利于胎头下降。

第二产程及产妇的配合

第二产程是指从宫口开全到胎儿娩出的阶段，又叫"排出阶段"。宫口开全，胎儿随着宫缩逐渐下降，当胎先露部下降到骨盆底部压迫直肠时，产妇便不由自主地随着宫缩向下用力，胎儿从完全开大的子宫口娩出。

婴儿有时会在强烈的子宫收缩后出生，但通常排出的阶段会慢一些。排出时间通常少于两个小时，如进行硬膜外麻醉，时间可能延长。而第一次生产的妇女则需要更多的耐心。在这个时候，各有关人员（母亲、丈夫、医生、助产士）之间的合作便显得十分必要。

有时医护人员会在位于阴道口和肛门之间的会阴处切一个小口，这样可以加速产子的过程，并且降低撕破会阴的风险。不过所谓的外阴切开术也做得越来越少，因为自行撕破的女性在产后几天的状态通常都比做过外阴切开术的女性好。另一个用于加速产子过程的技术是真空抽吸，即把一个用金属或橡胶类物质做成的抽吸杯放在胎儿的头上，在泵的压力作用下，医生或助产士可以慢慢地、小心翼翼地，跟子宫收缩同步，沿着产道的方向将胎儿向外拉动。以这种方式出生的孩子最初几周可能会有个杯印留在头上，不过抽吸法通常被认为是无害的。另一种方法就是助产镊子，它有两个可以夹住头部而不伤害孩子的叶片，用它拉动孩子也可以帮助产妇产出孩子。

在这一阶段中，产妇积极地用力排胎是十分重要的。第二产程时间最短。宫口开全后，产妇要注意随着宫缩用力。当宫缩时，两手紧握床旁把手，先吸一口气憋住，接着向下用力。在子宫收缩间歇尽量放松，平静地深呼吸，放松，喝点水，准备下次用力。当胎头即将娩出时，产妇要密切配合接生人员，不要再屏气向下用力，避免造成会阴严重裂伤。

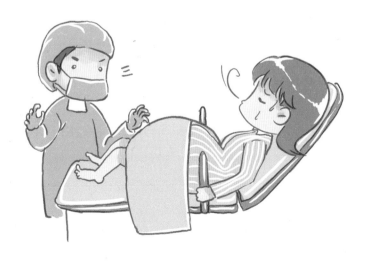

📖 第三产程及产妇的配合

第三产程是指从胎儿娩出直至胎盘娩出。这时胎儿产出，医生剪断脐带，接着孩子第一声的哭泣将空气吸入肺腔，哭泣咳嗽反射会排除那里的黏液。医生会对孩子第一次的呼吸、皮肤颜色、肌肉力量做仔细的记录。

尽管此时母亲更关心她的孩子怎么样了，不过她也需要先完成产后阶段的工作，即排出胎盘的过程。胎儿生下后，胎盘及包绕胎儿的胎膜和子宫分开，通常在30分钟内胎盘会随着子宫收缩而完整地排出体外。如胎儿娩出后45~60分钟胎盘仍未娩出，则应听从医生的安排，由医生帮助娩出胎盘。胎盘娩出意味着整个产程全部结束。

在第三产程时，产妇要保持情绪平稳。分娩结束后2小时内，产妇应卧床休息，进食半流质饮食补充能量。一般产后不会马上排便，如果产妇感觉肛门坠胀，有排大便之感，要及时告诉医生，医生要排除软产道血肿的可能。如有头晕、眼花或胸闷等症状，也要及时告诉医生，以及早发现异常并给予处理。

📖 产后2小时之内

产后2小时内，是产妇身体生理再调适的阶段。分娩时，血液丧失可达500毫升，随着血液丧失及子宫对血管压力的解除，血液会重新分布到静脉床。会出现红细胞压积中度下降及脉搏压增加、中度频脉、中度心跳加快等现象。

胎盘剥离娩出后，子宫仍然继续收缩，由于子宫肌肉的强力收缩，促使因胎盘剥离而开放的大血管封闭，即宫缩如结扎血管般，达到控制出血的目的。若子宫肌肉收缩乏力，则将导致产后大出血。

因此，分娩后1~2小时是很重要的，新妈妈要卧床休息，护理人员需仔细评估子宫肌肉收缩力及因分娩压力而造成的全身性反应，新妈妈也应积极配合以预防产后大出血感染。当母子亲密关系建立后，应立即安排产妇睡眠和休息。

📖 准爸爸陪产的注意要点

第一产程时宫缩疼痛刚刚开始，产妇的精力还比较充沛，这一阶段准爸爸应该多与她进行语言交流，并鼓励产妇适当进食和休息。宫缩间歇期，产妇应该坚持进行活动，如站立、走动等。

第二产程时，准爸爸应在产妇身边称赞与鼓励，使她增强信心。准爸爸可协助产妇一同配合医生，在生产过程中正确地呼吸、用力，并对产妇的进步及时给予肯定和鼓励。及时为产妇擦汗等细心的举动，也会给予产妇信心，实现顺利分娩。

当胎儿娩出后，产妇和新生儿会一同回到病房。此时的新妈妈自觉腹内空空，产道如释重负，身心疲惫不堪，但内心充满了幸福及自豪："我终于顺利地把小宝贝带到这个世界了！"作为爸爸不仅要共同分享产妇的喜悦，还要协助产妇进食、饮水、排尿，并尽早对新生儿进行早接触、早吸吮。

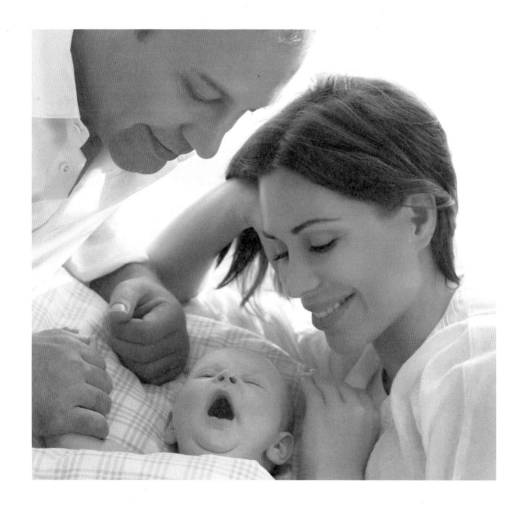

新妈妈产后24小时的护理

　　产妇在生产后的24小时内，要非常注重自我的护理，包括观察出血量，多喝水，多吃蔬菜水果，走一走，动一动，关注初乳的情况，等等，这些小细节都能帮助产妇恢复身体状态。

👄 观察出血量

　　产妇在分娩后两小时内最容易发生产后出血，凡产后24小时内出血500毫升，剖宫产时出血超过1000毫升都可诊断为产后出血。产后出血的问题可大可小，但出血过多可导致休克、弥漫性血管内凝血，甚至死亡，所以，产妇在分娩后仍需在产房内留心观察。此时要注意的是，子宫收缩乏力也会引起产后出血。

👄 注意休息

　　由于分娩的过程耗尽了其体力，因此，对于产妇来说，最重要的还是休息，以确保体力的恢复。现在很多都是母婴同室（宝宝与母亲在一起），每隔3~4小时产妇就要哺乳，又要给孩子换尿布，孩子一哭闹，母亲就更没时间睡觉，所以产妇应争取时间休息。

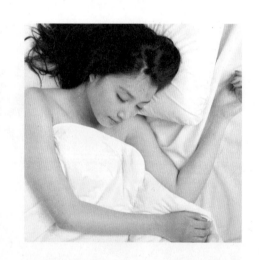

👄 定时量体温

　　生产后，产妇一定要养成定时量体温的好习惯。若是出现产后发热，千万不要以为只是头痛脑热而等闲视之。此时，发热最常见的原因是产褥感染。因此，产妇要注意观察自己的体温，同时多喝水，注意摄入营养，如果高热连续不退就得赶紧找医生了。

值得注意的是，由于过度疲劳，产妇在刚生产后的24小时内，也有可能发热，但之后，体温都应该恢复正常。如有发热，必须查清原因，适当处理。另外，个别妈妈乳胀也可能引起发热，但随着奶汁排出，体温将会下降；如果奶汁排出后仍不退热，就可能是别的原因，则需要咨询医生。

及时排尿

正常情况下，顺产新妈妈在生产后 2~4 小时就会排尿，产后 12~24 小时排尿量会大大增加。为了在正常的时间里排尿，新妈妈可以尝试每 15~20 分钟就收缩、放松一下骨盆，或者用手轻轻按小腹下方，或用温水袋敷小腹。如果 4 小时后仍没有排尿，建议新妈妈及时找医生就诊，以免发生尿液滞留。

顺产新妈妈起床上厕所时，动作要慢，最好使用马桶，小便完后要注意伤口清洁，尤其是有侧切的妈妈。如果是剖宫产的产妇用导尿管，那么就要常常更换产褥垫，清洗外阴，以避免细菌滋生而受到感染。

关注初乳

产妇生产后，体内激素水平发生变化，乳房即开始分泌乳汁。但泌乳有一个质与量的逐渐变化过程：一般把生产后 7 天内的乳汁称作初乳，生产后 7~10 天的乳汁称作过渡乳，产后 11 天 ~9 个月的乳汁称为成熟乳，10 个月以后的乳汁叫晚乳。

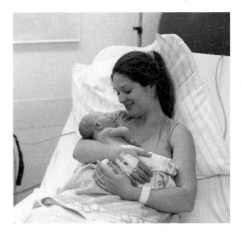

母乳第一天会分泌少量黏稠、略带黄色的乳汁，这就是初乳。初乳含有大量的抗体，可以保护婴儿免受细菌的侵害，所以这个时候应尽可能地给婴儿喂初乳，以减少新生儿疾病的发生。其次，哺乳的行为可刺激产妇大脑发出信号增加乳汁的分泌。

因此，在产后第一天尽早地给孩子哺乳，可形成神经反射，增加乳汁的分泌。一般来说，顺产新妈妈在生产30分钟后就可以给宝宝喂奶了。

新妈妈产后生理变化

　　经历分娩，新妈妈的身体再次经历一番大的变化，会出现各种各样的"异常"表现，这难免会让新妈妈担忧、着急，其实有时这些"异常"表现是正常的，无须担心。下面就来了解一下新妈妈会出现哪些身体变化，哪些生理现象是正常的。

产后新妈妈的身体变化

　　经历分娩之后，新妈妈的身体就开始朝孕前水平迅速地恢复。这种恢复意味着产妇自身要将因妊娠、分娩导致的包括生殖器官在内的各种变化复原。其中，比较明显且常见的变化部位包括乳房、子宫、消化系统等。

身体变化部位	顺产妈妈的身体变化	剖宫产妈妈的身体变化
乳房	产后2~3天会分泌初乳，乳汁的分泌会使乳房变大，而且整体会下垂，变得更结实。喂养不当的妈妈还可能会出现乳房胀痛、乳腺炎等不适症状	腹部伤口的疼痛会对乳汁分泌造成一定的影响。妈妈应该及早让宝宝吸吮乳头，促进乳汁分泌
子宫	顺利产下宝宝后，子宫会慢慢地变小，逐日收缩，但要恢复到怀孕前的大小，至少要6周	产后2~3天，胎盘和胎膜已经脱落的子宫颈部开始新生黏膜。大约1周后，黏膜完全再生，扩张的子宫颈也会慢慢恢复正常，开始闭合
消化系统	产后肠胃功能会下降，经过产后调养，肠胃功能会逐渐恢复，但因产后疼痛，刚生完的一段时间，新妈妈的食欲可能会不太好	产后新妈妈需要排气后再进食，否则容易引起消化不良和造成便秘。生产后，新妈妈要多吃可促进排气的食物
腹壁、皮肤变化	产后腹壁会变得松弛，腹壁的紧张度在产后6周左右恢复。同时，孕期所表现的色素沉着现象也会逐渐消失	
伤口与疼痛	自然生产的新妈妈子宫收缩和身体恢复的速度较快，大概只要3天身体就可以恢复正常	剖宫产要注意产后的伤口在第一周内还会隐隐作痛，下床走动或移动身体时都会有撕裂感

产后新妈妈正常的生理现象

产后新妈妈可能会遇到一些以往没有遇到的生理现象，其实产后的很多现象都是正常的，都会随着身体的慢慢恢复逐渐消失，新妈妈不必担心。

产后呼吸慢。产后呼吸缓慢主要是因为新妈妈产后腹压降低，膈肌下降，由孕期的胸式呼吸变成胸腹式呼吸，这样就会使呼吸深慢，每分钟15次左右。同时，新妈妈在产后的脉搏跳动也会变得缓慢，每分钟为60~70次。不过，这种现象新妈妈不必担心，在产后一周左右就可以恢复正常了。

体温略高。产后24小时内，由于能量消耗过多，机体产热超过散热，体温会升高一些。不过不会过高，一般不会超过38℃，这种现象要持续3天左右。

汗多。新妈妈在分娩后总会比正常人汗多，尤其是睡着和刚醒时汗多。由于孕期水分潴留，需在产后排出体外，且分娩后新妈妈新陈代谢旺盛，表现为汗多。一般在产后1周内会自行好转。

宫缩痛。产后3天内因子宫收缩而引起下腹部阵发性疼痛，在产后1~2天出现，持续2~3天会自然消失。初产新妈妈因为子宫肌纤维较为紧密，子宫收缩不强烈，疼痛不明显；经产新妈妈由于多次妊娠，子宫肌纤维经多次牵拉，较为松弛，复原较难，疼痛时间相对延长，且疼痛也较初产新妈妈剧烈些。

产后恶露持续。分娩后，随着子宫内膜的脱落，含有血液、坏死子宫膜等组织经阴道排出，称为恶露。产后的恶露一般分为三种，血性恶露一般在产后的2~3天排出，后转为浆性恶露；浆性恶露，含浆液多，呈淡红色，会持续10天左右，会变成白色恶露；白色恶露因含大量白细胞、色泽较白而得名，质黏稠，持续约3周干净。

尿多。妊娠后期潴留的水分通过肾脏以尿液形式排出。产后几天，特别24小时内尿多。

产后新妈妈饮食细调养

产妇的营养主要是依靠饮食调养补充的。在产后的几个月内产妇需要调养自己的身体，提高抵抗力，同时还要将营养加以转化，通过乳汁输送给婴儿。因此产后新妈妈的营养需要比妊娠期要多，所以必须加强饮食调养，进食营养丰富的食物，科学配餐，补充足够的营养素，以满足身体需要。

💟 分阶段进补更科学

新妈妈在月子期，身体恢复分为四个阶段，应该根据每个阶段不同的恢复需求，结合新妈妈的个人恢复状况进行"排、调、补、养"全面的膳食调理。

▶▼ 产后第1周：排

本周新妈妈身体以排出腹内的恶露为主。新妈妈在这一阶段都会感觉身体虚弱、胃口差。这时，给新妈妈的饮食宜清淡、开胃，并注意荤素搭配，以促进新妈妈的食欲和营养的吸收。这一阶段不宜给新妈妈食用党参、黄芪等补气血的药材，以免增加产后出血量。

▶▼ 产后第2周：调

经过一周的调理，新妈妈分娩时的伤口基本已经愈合，到此周则是子宫、骨盆收缩的关键时期，且由于新妈妈胃口有所好转，此阶段可以食用一些有补血养气功效的食物，如动物肝、动物血等，以调理气血，促进伤口愈合。

▶▼ 产后第3~4周：补

进入产后第3周，新妈妈的身体逐渐恢复，需要通过饮食调理达到增强体质、滋补元气、促进乳汁分泌的目的。此阶段，各种营养素都应均衡摄取，食物的特点既要补益精血，又要促进乳汁的分泌，同时为产后瘦身做准备。

▶▼ 产后第5~6周：养

新妈妈的身体各器官逐渐恢复到产前的状态，进一步调整产后的健康状况是这一阶段新妈妈的饮食调理重点。此阶段的饮食结构和上一阶段相差不大，增强机体抵抗力、催乳都是侧重点。

产后正确的进食顺序

产妇在进食的时候，最好按照顺序进行，因为只有这样，食物才能充分被人体消化吸收，更有利产妇身体的恢复。正确的进餐顺序应为：汤—青菜—饭—肉，半小时后再进食水果。

饭前要先喝汤，饭后喝汤的最大问题在于会冲淡食物消化所需要的胃酸。所以产妇吃饭时，忌一边吃饭，一边喝汤，或以汤泡饭，或吃过饭后再来一大碗汤，这样容易阻碍正常消化。

米饭、面食、肉食等，以及含蛋白质成分的食物则需要在胃里停留1~2小时甚至更长的时间，所以要在喝汤后吃。

在各类食物中，水果的主要成分是果糖，无须通过胃来消化，而是直接进入小肠就被吸收。如果产妇进食时先吃饭菜，再吃水果，消化慢的淀粉、蛋白质就会阻塞消化快的水果，食物在胃里会搅和在一起。如果饭后马上吃甜食或水果，最大害处就是会中断、阻碍体内的消化过程。胃内腐烂的食物会被细菌分解，产生气体，导致肠胃疾病。

产后饮食催乳注意要点

产后新妈妈为了保证乳汁分泌，大多会选择喝催乳汤来催乳，但一般建议在产后第3天开始给新妈妈喝催乳汤。

新妈妈需要进补催乳，在把握催乳时机的基础上，还应特别注意饮食均衡，多摄取富含优质蛋白质的食物，还可以选用特效的催乳食物，如黄花菜、鲫鱼、猪蹄、青豆、茭白等。哺乳期妈妈在饮食上还应特别避开回乳食物，大麦及其制品、人参、韭菜、韭黄、花椒等食物有回乳的作用，所以产后哺乳的新妈妈应忌食。另外，凉性的食物大多会回乳，比如菊花茶、瓜类、薄荷等。

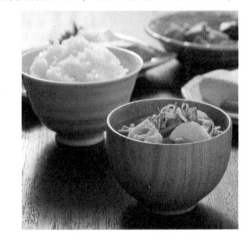

哺乳妈妈宜补充蛋白质

蛋白质是修复人体组织器官的基本物质，对产后新妈妈身体的恢复起到了关键作用。如果新妈妈体内缺乏蛋白质，还会减少乳汁的分泌。产后新妈妈每日需要蛋白质90~100克，较正常的妇女多20~30克，瘦肉、鱼、乳类、禽类、花生、豆类及其制品都是新妈妈较好的蛋白质来源。

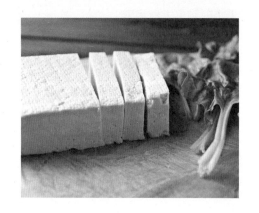

产后新妈妈通过饮食补充蛋白质时要注意，尽量通过增加食物种类来补充，肉类、蛋、谷物、豆类、奶类都要适量摄取。

月子里应注意补钙

产后妈妈特别是哺乳的妈妈，每天大约需摄取1200毫克钙，才能使分泌的每升乳汁中含有300毫克以上的钙。乳汁分泌量越大，钙的需要量就越大。同时，哺乳的妈妈在产后体内雌激素水平较低，泌乳素水平较高，因此，在月经复潮前，骨骼更新钙的能力较差，乳汁中的钙往往会消耗过多身体中的钙。这时，如果不补充足量的钙，就容易引起妈妈腰酸背痛、腿脚抽筋、牙齿松动、骨质疏松等疾病，还会导致婴儿发生佝偻病，影响生长和神经系统的发育。

根据日常饮食的习惯，产后新妈妈每天至少要喝250克牛奶，以补充乳汁中所需的300毫克的优质钙，妈妈们还可以适量饮用优酪乳，以提高食欲。

另外，月子里的产妇每天还要多吃些豆类或豆制品，一般来讲吃100克豆制品，就可摄取100毫克的钙。同时，产妇也可以根据自己的口味吃些奶酪、虾皮、芝麻或芝麻酱、西蓝花等食物，维持钙的摄取量至少达到800毫克。

由于食物中钙的含量不好确定，所以最好在医生指导下补充钙剂。需要注意的是，产后妈妈补钙容易引起便秘，所以在选用补钙产品时，首选带有山梨醇成分的，可有效润滑肠道，降低便秘发生概率。产妇也可以多去户外晒太阳，这样也会促进骨密度恢复，增加骨头韧度。

💙 产后不能只喝汤不吃肉

产妇只喝汤不吃肉的习俗在民间流传甚广，认为营养成分全在汤里，而且容易消化吸收，利于下奶，而肉营养不多。这种说法是没有科学道理的。肉汤富有营养而且有催乳作用，但肉汤的营养不完整，只是脂肪含量较多，而蛋白质大部分还在肉里。产妇的饮食，一要营养丰富、数量充足；二要品种多样、相互补充。因此，产妇光喝汤不吃肉，对身体健康不利。应该对这种习惯加以改正，做到既喝汤，又吃肉。

💙 产后不宜食用过量鸡蛋

在分娩过程中，新妈妈体力消耗大，出汗多，体液不足，消化能力也随之下降。若分娩后立即吃鸡蛋，就难以消化，会增加胃肠负担，甚至容易引起胃病。同时，在整个月子期间，也忌多吃鸡蛋，因为摄取过量蛋白质，会在肠道产生大量的胺、酚等化学物质，容易出现腹部胀闷、头晕目眩、四肢乏力、昏迷等症状。产妇每天仅需要蛋白质100克左右，因此，每天吃1个鸡蛋就足够。

💙 产后不能多吃红糖

红糖营养吸收利用率高，具有温补作用。新妈妈分娩后，由于丧失一些血液，身体虚弱，需要大量快速补充铁、钙、锰、锌等微量元素和蛋白质。

红糖可以促进子宫收缩，排出产后宫腔内的瘀血，促使子宫早日复原。新妈妈分娩后，元气大损，体质虚弱，吃些红糖有益气养血、健脾暖胃、驱散风寒、活血化瘀的功效。但是，新妈妈切不可因红糖有如此多的益处就一味多吃。因为过量饮用红糖水，不仅会损坏新妈妈的牙齿，而且红糖性温，如果新妈妈在夏季过量饮用红糖水，必定使出汗加速，使身体更加虚弱。

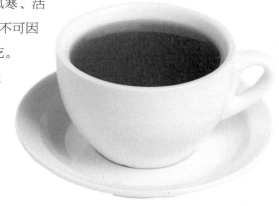

黄花木耳猪蹄汤

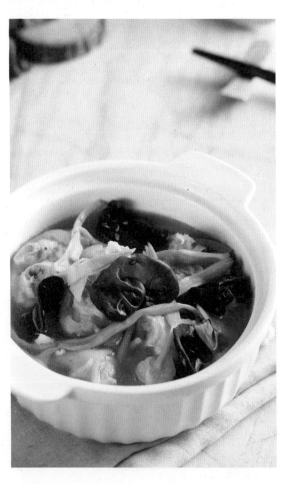

▶▼ **原料**

黄花菜30克，木耳40克，猪蹄
120克，姜片少许

▶▼ **调料**

盐、鸡粉各2克

▶▼ **做法**

1 锅中注入清水烧开，倒入洗净
的猪蹄块，略煮一会儿，去除
腥味，捞出，沥干。

2 砂锅中注水烧开，撒上姜片，
倒入猪蹄，加入木耳、黄花
菜，拌匀，煮约60分钟，至食
材熟透。

3 放入盐、鸡粉，拌匀，煮片
刻，至汤汁入味，盛出煮好的
猪蹄汤，装入汤碗中即成。

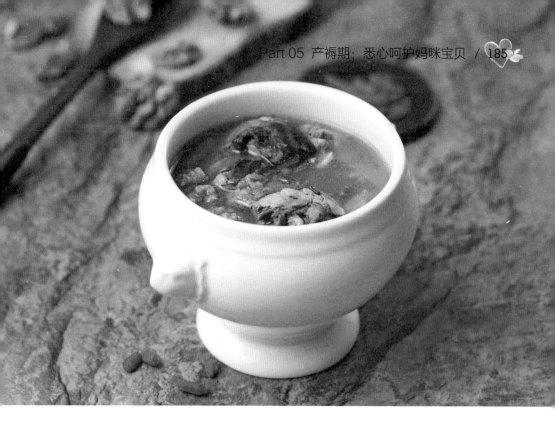

核桃仁炖乌鸡

▶▼ **原料**

乌鸡半只，核桃仁75克，枸杞、葱段、姜丝各适量

▶▼ **调料**

盐、料酒各适量

▶▼ **做法**

1 乌鸡切块，装碗备用。

2 将乌鸡放入盛有清水的砂锅中，放入核桃仁、枸杞。

3 加入料酒、盐、葱、姜同煮，煮开后转小火。

4 煮至乌鸡肉熟烂，装碗盛出即可。

扫扫二维码
轻松同步做美味

奶汤鲫鱼

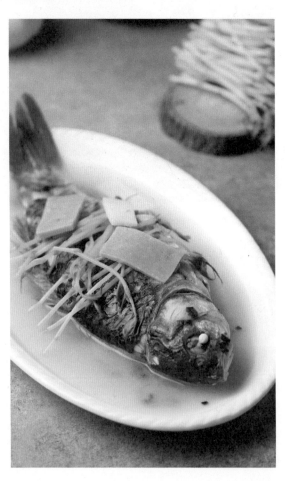

▶▼ **原料**

鲫鱼1条，豆苗20克，笋片、熟火腿、葱花、姜丝各适量

▶▼ **调料**

白汤500毫升，猪油、盐、鸡精、料酒、食用油各适量

▶▼ **做法**

1 将处理干净的鲫鱼两面切斜一字形刀纹。

2 将葱花、姜丝放油锅中炝香，再放鱼略煎，放笋片、熟火腿片、盐、料酒、鸡精调味，倒入白汤煮熟。

3 放入豆苗略煮，出锅装盘即可。

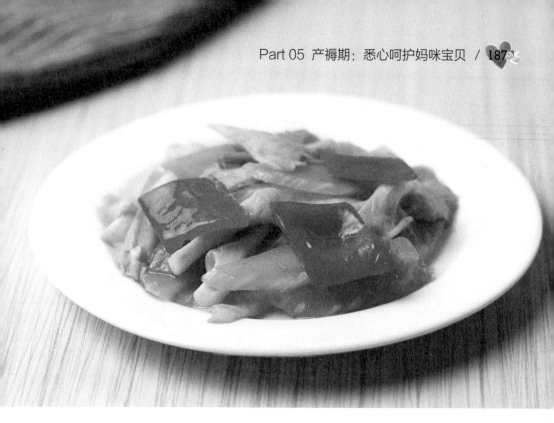

莴笋炒平菇

扫扫二维码
轻松同步做美味

▶▶ **原料**

莴笋150克，平菇100克，红椒20
克，姜片、蒜末、葱段各少许

▶▶ **调料**

盐7克，鸡粉2克，蚝油5克，生抽3
毫升，水淀粉4毫升，食用油适量

▶▶ **做法**

1 平菇切块，莴笋、红椒分别切成片。

2 锅中注水烧开，加入少许盐、食用
油；放入莴笋、红椒、平菇，焯至断
生捞出。

3 炒锅注食用油，放葱、姜、蒜爆香，
倒入焯过水的食材，炒匀，放蚝油、
盐、鸡粉、生抽，炒匀调味。

4 加入水淀粉勾芡，盛入盘中即可。

新妈妈产后生活调理

新妈妈在生产后，除了在一开始的24小时内要非常注重自我的护理外，在产后的恢复期间，也需要注意一些生活保健护理的细节。除此之外，产后新妈妈还应该加强产后运动，并积极调适产后心理，以便轻松度过月子期，为日后健康做好准备。

注意子宫的恢复

产后要注意观察子宫的恢复情况，也就是要观察恶露的颜色逐渐由红变白，数量由多渐少，由血腥味到无味。一般一个月后应排净，若恶露不净或出现异常，就要及时看医生。要记得在产后6~8周后去医院做产后检查。

产后新妈妈可以适度按摩子宫，促进其恢复。在生产完后，当新妈妈的体力得到一定的恢复后，一般在第2天就要进行子宫按摩，把手放在肚脐周围，做顺时针环形按摩，以促进子宫收缩。

时刻关注产后恶露变化

产后，随着子宫内膜脱落，子宫分泌的黏液等也随之从阴道内流出，这就是恶露。正常的恶露有些血腥味，但是不臭，总量为500~1000毫升。一般情况下，恶露在产后3周左右就干净了。

观察恶露是否正常，主要观察恶露的质与量、颜色与气味的变化。如果产后2周，恶露仍然为血性，量多，伴有恶臭味，有时排出烂肉样的东西，或者胎膜样物，子宫复旧很差，这时应考虑子宫内可能残留有胎盘或胎膜，应立即去医院诊治。

如果产妇到"满月"时还有较多的血性分泌物，有臭味，产妇自己觉得下腹部痛、腰酸，应考虑为产褥期感染或子宫复旧不全，也要及时就医。

💙 坐月子期间一定要洗澡

产妇在分娩时大量出汗，产后代谢旺盛，许多代谢的废物要排出体外。产妇出汗很多，还有恶露不断排出，再加上产后泌乳，乳房胀满还会滴乳汁，如果不及时清洗，会使汗液、乳渍及污垢在皮肤上堆积，容易出现皮疹。

产后产妇洗澡应特别注意寒温得当，严防风、寒、暑、热乘虚侵入，做到冬防寒，夏防暑，春秋防风。洗澡时室温以28~30℃为宜。产后洗澡必须淋浴，不宜坐浴（盆浴），避免阴道及生产伤口其创伤面感染。

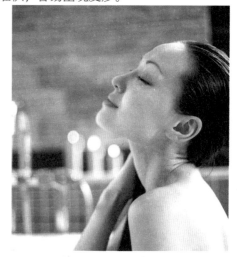

夏天产后 3 天便可由照顾者帮助擦澡，冬天宜在一周后再擦洗。如果会阴部无伤口，产妇体力恢复，在产后一周即可淋浴。如果会阴切口大或裂伤严重，腹部有刀口，则须待伤口愈合约 10 天以后才能淋浴，在此期间可以在照顾者帮助下进行擦澡。洗浴时间不要过长，5~10 分钟即可，浴后尽快擦干身体，穿好衣服。

💙 产后乳房护理

从怀孕开始，新妈妈的身体就在不断变化，而产后变化最明显的部位就是乳房。分娩后第2~3天，乳房会变大，逐渐变坚实，局部温度增高，开始分泌乳汁，加上自身排出的汗液可能会在乳头周围形成一层垢痂，应定时用温水擦洗乳房、乳头及乳晕。

产后新妈妈应坚持穿合适的哺乳文胸，松紧适合的文胸可以支撑乳房，预防乳房下垂。新妈妈每次给宝宝哺乳前后，最好用温水将乳头、乳晕及其周围擦洗干净，保证乳房的清洁。新妈妈在清洁乳房时，都不要用香皂和酒精之类的化学用品来擦洗乳头，否则会使乳房出现局部防御能力下降，乳头干裂以致遭受细菌感染。

除此之外，新妈妈为保持乳房健美，还可以适当按摩乳房。新妈妈仰卧，由乳房周围向乳头旋转按摩，先按顺时针，后按逆时针方向；双手手指包住整个乳房，进行按压，每次3秒。同时，每次宝宝吃完奶后，也可以轻轻按摩乳房，每次5~10分钟，既促进乳房的血液循环，又增强乳房韧带的弹性。

及时"清空"乳房防胀奶

相较于产后奶水不足，胀奶也是很多新妈妈们需要面对的问题。当乳汁开始分泌时，乳房开始变热、变重，出现疼痛，有时甚至像石头一样硬，乳房表面看起来光滑、充盈，连乳晕也变得坚挺而疼痛，这就是胀奶。如果不及时"清空"乳房，则可能导致乳汁淤积，引起乳腺炎，严重者可能引起退奶。

哺乳妈妈要想预防出现胀奶的情况，首先应该让宝宝多吮吸，每次喂奶，先让宝宝吸空一侧乳房后再换另一侧吃。在满足宝宝食欲的基础上，还应该学会及时地排出多余的乳汁。排出乳汁的方法很多，如用手挤奶、吸奶器吸奶、针对性按摩等，但无论采取哪种方法，都要尽量将淤积的乳汁排出，疏通乳腺管。

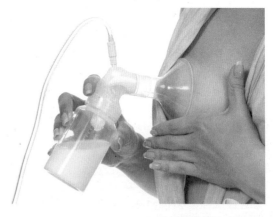

排空多余乳汁的常用方法是吸奶器吸奶和用手挤奶。吸奶器吸奶操作简单。用手挤奶前先洗净双手，采取坐位，身体稍稍前倾，以自己感觉舒适为宜；拇指和食指放在距乳头根部2厘米的地方，二指相对，其他手指托住乳房；两指向胸壁方向轻轻下压，再放松，如此反复一压一放，几次后就会有奶滴出。一侧乳房至少挤压3~5分钟。注意，用手挤奶不应该感觉疼痛，如果疼痛，说明方法不正确。

如果采用针对性按摩法排出淤积的乳汁，可先热敷乳房，然后用手指轻搓乳头，并轻轻向外牵引，反复操作2~3分钟，待乳头稍软后，一手托起乳房，另一手用手掌从乳房四周向乳头按摩。手法宜轻柔，以免损伤乳房。

产后新妈妈哺乳指导

生产后，新妈妈面临的问题之一便是给宝宝喂奶，也就是哺乳。如何喂养初生婴儿是每个新妈妈都提心吊胆也必须要面对的事。下面为您详细解答母乳喂养的方法和常见问题，为新妈妈正确喂养宝宝提供指导。

❤ 母乳喂养前的准备

在给宝宝喂养母乳前，应适当地进行准备，这样既能保证宝宝能顺利地吃奶，也能保证妈妈的健康。新妈妈在哺乳前最好将双手洗净，并用毛巾蘸清水擦净乳头及乳晕，然后再开始给宝宝喂乳。哺乳时妈妈最好选择吸汗、宽松的衣服，这样才方便。同时，用于擦乳房的毛巾、水盆要专用。另外，要备一个稍矮的椅子，供产妇哺乳时用。母婴用品要绝对分开使用，以免交叉感染。还要准备吸奶器，以备母乳过多，在婴儿吃饱后，吸出剩余乳汁，这更有利于乳汁分泌，并且不易患乳腺炎。

❤ 母乳喂养的正确姿势

母乳喂养虽然是世界上最自然的行为之一，但也需要进行练习。练习的第一步就是找到最适合的母乳喂养的姿势，下面是常见的几种抱孩子的方式，供大家参考。

▶▼ 摇篮式

这是一种典型的哺乳姿势，它需要妈妈用臂弯托住宝宝的头部，坐在有扶手的椅子或床上（靠着枕头），把脚放在矮凳、咖啡桌或其他高些的

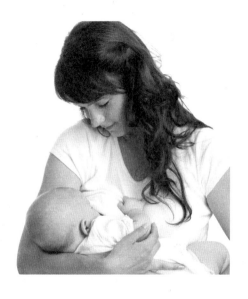

平面上，以避免身体向宝宝倾斜。把宝宝放在大腿（或大腿上的枕头）上，让他可以侧面躺着，脸、腹部和膝盖都直接朝向妈妈。

摇篮式往往最适合顺产的足月婴儿。有些妈妈说这种姿势很难引导新生儿找到乳头，所以妈妈可能更愿意等到宝宝1个月左右颈部肌肉足够强壮之后，才采用这个姿势。若是剖宫产的妈妈，可能会觉得这种姿势对腹部造成的压力过大，不建议采用。

▶▼ 侧卧式

侧卧式就是侧躺在床上喂奶的姿势。妈妈可以请爸爸在其身后放几个枕头作为支撑，也可以在头和肩膀下面垫个枕头，在弯曲的双膝之间再夹一个，其目的是要使后背和臀部在一条直线上。

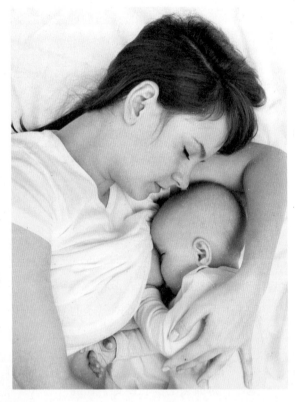

让宝宝面朝妈妈，妈妈用身体下侧的胳膊搂住宝宝的头，把他抱近自己。需要再高一些，离妈妈的乳房更近一点，可以用一个小枕头或叠起来的毯子把宝宝的头垫高。如果姿势正确，宝宝应该不费劲就能够到妈妈的乳房，妈妈也不需要弓着身子才能让宝宝吃到奶。

如果妈妈是剖宫产或分娩时出现过难产，坐着不舒服，白天晚上都在床上喂奶，她可能会更愿意采用这种方式躺着喂养宝宝。

▶▼ 交叉式

交叉式也叫交叉摇篮式，它与摇篮式的不同之处在于宝宝的头部不是靠在妈妈的臂弯上，而是靠在妈妈的前臂上。如果妈妈用右侧乳房喂奶，就用左手和左臂抱住宝宝，使宝宝的胸腹部朝向妈妈。用手指托住宝宝头部后侧及耳朵下方，引导他找到乳头。这种姿势可能更适合很小的宝宝和含乳头有困难的婴儿。

▶▼ 橄榄球式

"橄榄球式"又称为侧抱式，就是把宝宝夹在胳膊下面，与哺乳的乳房同一侧的胳膊，就像夹着一个橄榄球或手提包一样。首先，把宝宝放在体侧的胳膊下方，让宝宝面朝妈妈，鼻子到妈妈的乳头高度，宝宝双脚伸在妈妈的背后。把妈妈的胳膊放在大腿上（或身体一侧）的枕头上，用一只手托起宝宝的肩、颈和头部。另一只手呈C形托住乳房引导他找到乳头，这时候他的下巴会首先碰到乳头。不过，要小心，不要太用力地把宝宝推向妈妈的胸部，他会因为抗拒而向后仰头，顶着妈妈的手，妈妈要用前臂撑住宝宝的上背部。

剖宫产的妈妈会比较喜欢橄榄球式，因为可以避免宝宝压到其腹部。另外，如果宝宝很小或含奶头比较困难，这种姿势也可以让妈妈帮他找到乳头。橄榄球式还适合乳房较大、乳头扁平的妈妈。

❤ 判断宝宝是否吃饱的方法

在宝宝刚出生的前2周内，宝宝会不停地找奶吃，或吃完奶仍安静不下来。由于母乳在一两个小时内就消化完了，所以宝宝很可能真的是饿了。

大多数新生宝宝在度过最初的三四天后，每天需要吃8~15次奶。到第1周结束时，宝宝的吃奶频率会稳定到每天6~8次。需要提醒新妈妈的是，只要你的宝宝想吃，就要给他吃，千万不要按照固定时间，卡着点给他喂奶。

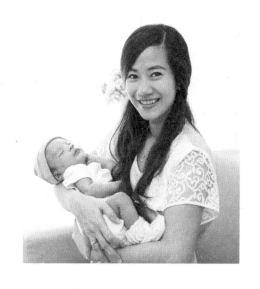

在宝宝出生的前几天，测量体重往往不是一个判断宝宝是否吃饱的标准，因为新生儿的体重一般在前3天会比出生体重减轻5%~10%。

新生儿日常护理

　　新生儿身体娇嫩，不少年轻父母只是偶尔偷懒没有勤换尿片，宝宝的屁屁就出了疹子；洗澡时尽管小心翼翼还是不小心划伤了宝宝的皮肤；一不小心，脐带还发了炎……不得不说，生儿容易养儿难！别着急，来学习科学护理新生儿的秘诀吧！

认识新生儿

　　终于和宝宝见面了，看着这么可爱而又娇小的宝宝，爸爸妈妈还有一些陌生，究竟他有哪些特征，又有什么能力呢？那么，让我们一起来认识一下可爱的新生儿吧！

▶▼　新生儿的头部

　　新生儿的特点之一就是头部大于身体。刚出生时，宝宝的头部占全身的1/3，但是身长只有成年人的1/20。头顶上的五块头骨还未完全密合，能触摸到囟门和柔软的部分。该部位被厚厚的头皮覆盖着，因此不容易受伤，随着骨骼的成长，囟门会逐渐变小，一岁半左右时基本消失。

▶▼　新生儿的眼睛

　　在出生后6周之内新生儿看不清周围的事物，但是视力会逐渐好转，就能看见妈妈了。在出生6周之内或

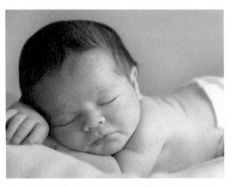

出生的头几天内，婴儿也会偶尔环顾四周，或者注视妈妈的脸。在这个时期，婴儿能看事物的焦距只有20~25厘米。这个距离相当于妈妈抱着婴儿时与婴儿之间的距离。如果抱起婴儿，婴儿就能与妈妈的眼睛对视。

▶▼　新生儿的头发

　　很多婴儿在胎内已长了头发。过一段时间，头发有可能变色，但是新生儿的头发大部分呈黑色，且头发的生长处于休息期，要到一周岁以后才能长出新头发。在这之前，胎内生长

的头发就已全部脱落。

▶▽ 新生儿的胸部

不管是男婴还是女婴，刺激妈妈乳房的激素会影响婴儿的乳腺，因此婴儿的乳房都向外凸出，有时还会流出母乳，但是如果挤奶就容易感染。过了头几周，就能恢复正常状态。

▶▽ 新生儿的手指甲与脚趾甲

刚出生的婴儿有手指甲与脚趾甲，因此有些人感到很诧异，其实这是正常的现象。

▶▽ 新生儿的肚脐

婴儿出生后脐带要被剪断并要捆扎脐带残留的部分。脐带就像透明的果冻一样柔软，但是很快就会干瘪，几天后，脐带就会脱落。

▶▽ 新生儿特有的生理现象

宝宝在出生之前，在妈妈的子宫内生活，温暖的羊水包围着自己，出生后，慢慢适应外界的生活，在这一过程中，往往会伴随其特有的生理现象，这是正常的，妈妈不必担心。

新生儿的这些生理现象是正常的：头两三天眼睛有斜视；"马牙"和"螳螂嘴"；乳腺肿胀，乳房少量泌乳；四肢蜷曲，伸不直；皮肤发黄或有红斑、脱皮等；身上有青灰色"胎记"；新生女宝宝有"假月经"；干哭无泪；面部表情会有怪相；呼吸时快时慢；有时会频繁打嗝；偶有"惊跳"反应，不自主地抖动下巴；会尿红色尿；出生2~4天内体重下降。

🗨 小心对待宝宝的囟门

婴儿囟门指婴儿出生时头顶有两块没有骨质的"天窗"，医学上称为"囟门"。一般情况下，婴儿头顶有两个囟门，位于头前部的叫前囟门，位于头后部的叫后囟门。

很多人把新生儿囟门列为禁区，不摸不碰也不洗。其实，必要的保护是应该的，但是连清洗都不允许，反而会对新生儿健康有害。新生儿出生后，皮脂腺的分泌加上脱落的头皮屑，常在前后囟门部位形成结痂，若不及时洗掉反而会影响皮肤的新陈代谢，引发脂溢性皮炎，对新生儿健康不利。

正确的保护是要经常地清洗，清洗的动作要轻柔、敏捷，不可用手抓挠；要保证用具和水清洁卫生，水温和室温都要适宜。

婴儿囟门平时不可用手按压，也不可用硬物碰撞，以防碰破出血和感染。

新生儿口腔、眼睛的护理

新生儿刚出生时，口腔里常带有一定的分泌物，这是正常现象，无须擦去。新生儿的口腔黏膜娇嫩，切勿造成任何损伤。不要用纱布去擦口腔，牙齿边缘的灰白色小隆起或两颊部的脂肪垫都是正常现象，切勿挑割。如果口腔内有脏物时，可用消毒棉球进行擦拭，但动作要轻柔。

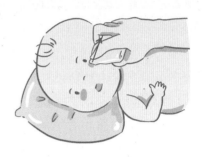

新生儿的眼部要保持清洁，每次洗脸前应先将眼睛部分擦洗干净，平时也要注意及时将分泌物擦去，如果分泌物过多，可滴氯霉素眼药水进行护理，每眼每次滴药1滴，每日4次。

新生儿的脐带护理

新生儿出生后必须密切观察脐部的情况，包扎脐带的纱布要保持清洁，如果湿了要及时换干净的。要注意观察包扎脐带的纱布有无渗血现象。渗血较多时，应将脐带扎紧一些并要保持局部干燥；脐带没掉之前，注意不要随便打开纱布。

脐带脱落后，就可以给婴儿洗盆浴。洗澡后用70%的酒精擦拭肚脐，保持清洁和干燥。根部痂皮须待其自然脱落，若露出肉芽肿就可能妨碍创面愈合，可用5%~10%的硝酸银水或硝酸银棒点灼一下，再擦点消炎药膏。脐带根部发红或是脱落以后伤口总不愈合，脐部湿润流水，这常是脐炎的初期症状。这时可擦点1%的紫药水，以消毒纱布包扎。为了防止细菌感染，不能用手指摸婴儿的肚脐。若脐眼有些潮湿或血痂，可用牙签卷消毒棉蘸75%酒精擦拭，再覆盖消毒纱布。

抱新生儿的方法

新生儿娇嫩的躯体会给初为人母者带来无所适从的感觉。父母既想亲近新生儿，却又怕姿势不当弄伤了新生儿。正确的姿势应该是，抱新生儿时，以一只手托住头的颈部，另一只手托住臀部。可让新生儿侧卧于自己的胸腹前，也可将新生儿以直立的姿势抱于怀中。不过最好还是采用侧抱的方式，要注意的是，新生儿肌肉力量弱，不足以支撑头和躯体，所以一定要托住新生儿的头部。另外，宜经常变换姿势，不要总是侧向一边，这样会不利于新生儿骨骼的发展。

给新生儿穿脱衣服

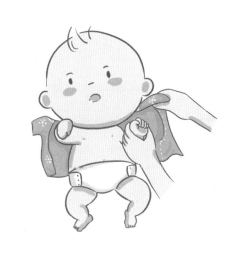

穿衣服时，让宝宝躺在床上，妈妈可先抚摸他的皮肤，与他交谈："宝宝，我们来穿上衣服"或"宝宝，我们来脱去衣服"等，使他心情愉快，身体放松，再将你的左手从衣服的袖口深入袖笼，使衣袖缩在你的手上，右手握住婴儿的手臂递交给左手，左手引导着婴儿的手从衣袖中出来，右手将衣袖拉上婴儿的手臂。脱衣服时，同样先用一只手在衣袖内固定婴儿的上臂，然后另一手拉下袖子。穿脱裤子的方法与上相同，也是需要一手在裤管内握住小腿，另一手拉上或脱下裤子。

给新生儿洗澡

新生宝宝皮肤娇嫩，水温以37~42℃为宜，可在盆内先倒入冷水，再加热水，再用手腕或手肘试一下，使水温恰到好处。

先将婴儿用浴巾包好后把身体托在前臂上置于腋下，用手托住头，手的拇指和中指放在婴儿耳朵的前缘，以免洗澡水流入耳道。用清水轻洗面部，由内向外擦洗。洗完面部后，脐带已经脱落的新生儿可以撤去包布，将身体转过来，用手和前臂托住新生儿的头部和背部，把婴儿身体放入水中，注意头颈部分不要浸入到水里，以免洗澡水呛入口鼻。清洗时由上向下，重点清洗颈部、腋下、肘窝和腹股沟等处。洗完腹面再洗背面，用手托住婴儿的胸部和头，由上到下清洗背部，重点洗肛周和腘窝。洗毕立即用干浴巾包裹，然后在皮肤皱褶处涂少许婴儿润肤露，再穿好衣服即可。

产后42天回医院检查

在分娩后，产妇的身体开始慢慢地恢复，但与妊娠期间相比，在身体功能、内分泌调节、新陈代谢等方面都发生了巨大的变化。新妈妈身体恢复的情况，则需要通过产后妇检来判断。常规情况下，产后6~8周要到医院进行一次全面的产后检查。

产后检查宜安排在产后42天

经历了妊娠分娩的新妈妈，经过一个月左右的休养，身体状况已经逐渐恢复到接近孕前，但也不排除产后各脏器、伤口康复不佳的情况，尤其是曾患有妊娠并发症的新妈妈，产后更应该密切观察这些疾病的变化。一般情况下，除了乳腺器官外，新妈妈的机体在产后6周左右，即产后42天，也会逐渐恢复至孕前的状态，此时正是去医院检查的好时机。所以，新妈妈最好是在月子结束后，带宝宝到医院做一次全面的健康检查，以评估新妈妈的康复情况和宝宝的生长发育和喂养状况。当然也不是必须限定在第42天去，一般认为42~56天都行。

新妈妈产后检查内容

产后42天的检查基本是全身检查，包括体重、血压、乳房、子宫、产后伤口等的检查，但比较侧重生殖系统方面的检查，尤其是子宫的复旧情况及会阴伤口的恢复。

体检对宝宝也很重要

42天体检对于新生宝宝来说意义重大，这是他出院回家后第一次到医院体检，也是对他进行生长发育监测的开始。

宝宝的体检包括身长、体重、头围以及对前后囟门的常规检查，还有皮肤、心肺、脐部、神经系统的检查。另外，儿童保健医师还会咨询宝宝的喂养情况，并对宝宝下一阶段的喂养提出指导性建议。